飞行员
涉水逃生

主编：邓永松　黄伟军　陈国锋

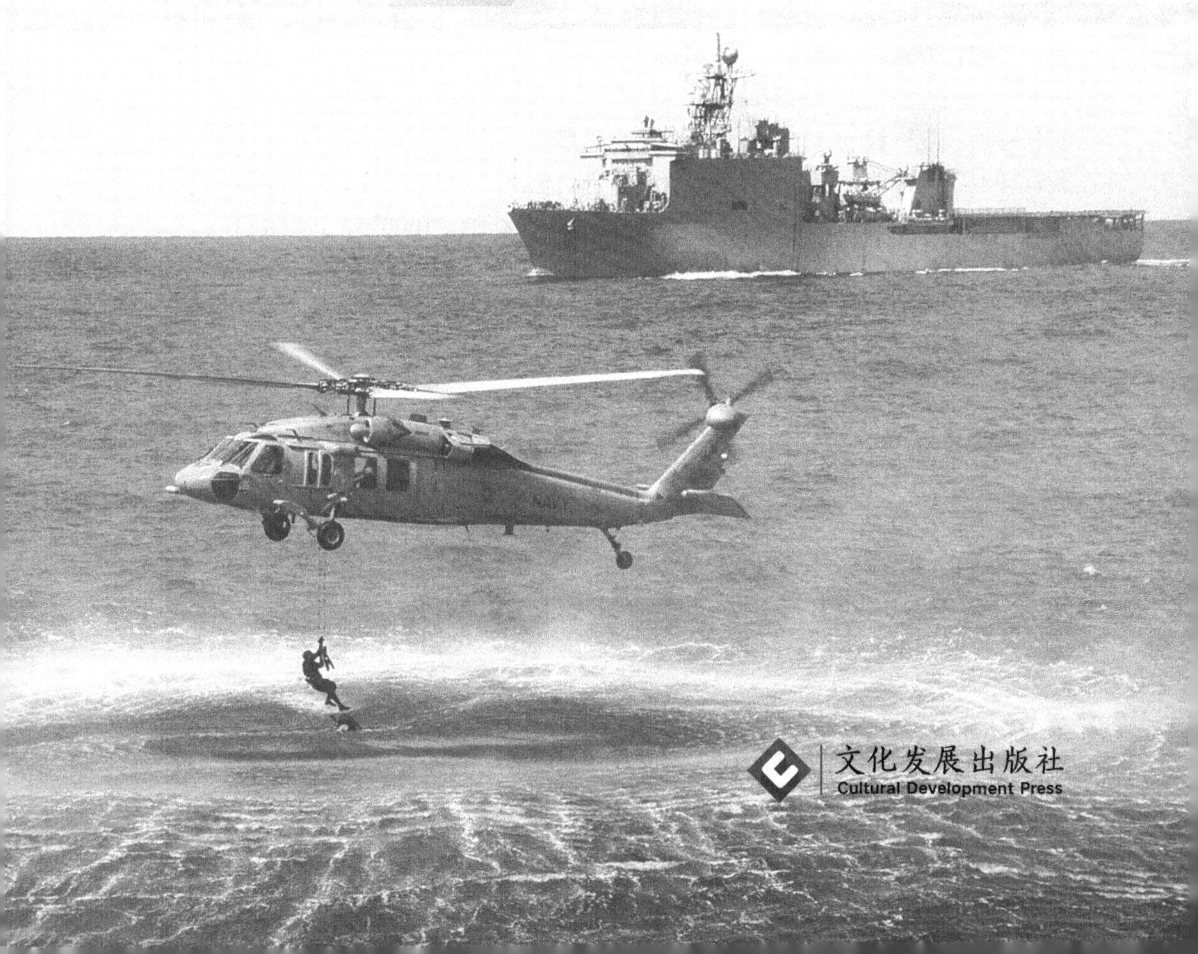

文化发展出版社
Cultural Development Press

图书在版编目（CIP）数据

飞行员涉水逃生 / 邓永松，黄伟军，陈国锋主编．
——北京：文化发展出版社，2021.6
ISBN 978-7-5142-3460-2

Ⅰ．①飞⋯ Ⅱ．①邓⋯ ②黄⋯ ③陈⋯ Ⅲ．①飞行人员－救生 Ⅳ．① R851.7

中国版本图书馆 CIP 数据核字（2021）第 102093 号

飞行员涉水逃生

主　　编：邓永松　黄伟军　陈国锋

责任编辑：李　毅		责任校对：岳智勇		
责任印制：邓辉明		责任设计：郭　阳		

出版发行：文化发展出版社（北京市翠微路 2 号 邮编：100036）
网　　址：www.wenhuafazhan.com
经　　销：各地新华书店
印　　刷：中煤（北京）印务有限公司

开　　本：787mm×1092mm　1/16
字　　数：65 千字
印　　张：7.75
彩　　插：16P
版　　次：2021 年 6 月第 1 版　2023 年 9 月第 3 次印刷
定　　价：56.00 元
ＩＳＢＮ：978-7-5142-3460-2

◆ 如发现印装质量问题请与我社发行部联系　直销电话：010-88275710

编写委员会

主　任：邓永松
副主任：黄伟军　陈国锋
委员（按姓氏笔画排序）：

区湛勇　邓茗浩　孔祥苇　李黎明　张思源　张知远　陈耀聪　林　虎

审定委员会

主　任：李玉田
副主任：元少平　唐明真
委员（按姓氏笔画排序）：

邓舒琪　卢　煦　孙雪梅　孙爱格　李越宇　余文培　林子茵

序

首先,向《飞行员涉水逃生》编写组成员们致敬。作为全国只有几个人从事的直升机水下逃生培训行业,他们默默耕耘了 30 多年。复杂的事情简单做,简单的事情反复做,经过几十年的积淀,终于水到渠成,汇编成书。

这是具有原创性的国内第一本针对直升机飞行员编写的"涉水逃生"教材,适用于军、民航直升机飞行员的职业培训,而且对其他航空器飞行员水下逃生及车辆落水人员逃生亦有指导意义。我首次对该领域有所了解是 1997 年在瑞典 SAS 飞行学院学习机组资源管理(Crew Resource Management, CRM),在那里我看到了针对机组的"野外生存"培训课程,内容涉及飞行器失事后机组在荒漠、森林、水面等环境条件下的生存、自救以及寻求援助等,但总体而言,内容基本上属于框架式的,没有直升机飞行员涉水逃生内容。从那时起,我认识到这是一个非常重要的研究领域,对于机组来说是必修的课程,在国际民航组织(International Civil Aviation Organization, ICAO)附件 6 中也有相应的要求。在本书之前尚未发现有类似著作或培训教材出版。

直升机坠水后死亡率极高是一个世界性(业界)难题。原因是多方面的,既涉及飞行员的驾驶/迫降技术、救生设备完好性、涉水环境,也涉及飞行员的心理、生理以及相关知识和技能的掌握与应用,这是一个典型的人-机-环-组织系统工程学问题。该书系统阐述了直升机机上救生设备、水面迫降原因,翻覆沉没场景,机组人员逃生、自救、求生、救援及培训标准等系统性知识,对直升机的安全装备及飞行员的安全行为能力提出了新的解决方案。

该书作者全部来自直升机涉水逃生培训和直升机驾驶资深专家,在内容体系构建和编写体例上非常注重实操,大部分知识点及培训标准均来自编写成员多年的经验积累,深入浅出,自成体系。

祝贺本书的顺利出版,为解决直升机坠水后死亡率极高这一世界性(业界)难题跨出了坚实的一步。希望本书的出版能够成为推动我国军、民航户外生存领域,尤其是飞行员涉水逃生领域研究与培训发展的一个新的起点。

罗晓利

中国民航局特聘专家
四川省第八批学术与技术带头人
四川省心理学会副理事长
2021 年 5 月 26 日于中国民航飞行学院

前言

直升机执行海上飞行任务时，一旦发生事故，往往就是特别重大的事故，人员伤亡惨重。因为直升机事故突发性强、预警时间短，几十秒内就会迫降到海面。飞行员必须竭尽全力控制直升机，没有机会做逃生的心理准备和身体准备，一旦迫降失败，直升机会立刻进水并翻覆，飞行员生存的区间就瞬间从天空到了水下，因此必须迅速逃离机舱才能求得生存。

《飞行员涉水逃生》根据直升机海上遇险时直升机的遇险状况、机上的安全装备、飞行员所处的位置等因素，对飞行员进行专项培训。主要内容包括：直升机安全装备的使用，直升机坠海翻覆水下逃生，飞行员水下解救受困乘员以及海上救生等。大量的实景训练，使飞行员熟练掌握逃生的步骤、方法和技巧，培养飞行员临危不乱的心理素质，在直升机发生坠海翻覆事件后更容易从机舱内逃生，而且还要具有解救机舱内其他受困乘员的能力，并且能带领遇险者进行正确的海上求生至最后成功获救，提高直升机遇险后所有乘员逃生的成功率。

"以人为本，生命至上"。我们必须尽全力保护飞行员的生命安全！

目录

第一部分　飞行员涉水逃生 ... **001**

第一章　概述 ... 002
第二章　直升机上的救生装备 ... 003
　　第一节　救生衣 ... 003
　　第二节　安全带 ... 005
　　第三节　应急门 ... 006
　　第四节　救生筏 ... 010
　　第五节　急救包 ... 012
　　第六节　机舱灭火器 ... 013
　　第七节　发动机灭火器 ... 014
　　第八节　浮筒 ... 014
　　第九节　微型水下呼吸器 ... 015

第三章　直升机海上飞行乘员空中管理 ... 016
　　第一节　首次乘机人员管理 ... 016
　　第二节　乘员空中管理 ... 016

第四章　直升机水上迫降 ... 018
　　第一节　直升机迫降海面的原因 ... 018
　　第二节　直升机水上迫降应急撤离程序 ... 019
　　第三节　直升机海上迫降标准操作规程 ... 021

第四节　撤离直升机行动 ·················· 022
第五章　直升机飞行员水下逃生 ················ 024
　　第一节　水下逃生要点 ···················· 025
　　第二节　水下逃生的方法 ·················· 026
第六章　飞行员水下解救受困乘员 ·············· 034
　　第一节　飞行员从机舱里解救受困乘员 ······ 034
　　第二节　飞行员潜入水中，从机舱内解救受困乘员 ··· 039
　　第三节　解救受困乘员的技巧 ·············· 040

第二部分　海上求生　043

第一章　海上求生的定义 ······················ 044
第二章　海上求生三要素 ······················ 045
　　第一节　救生设备 ························ 045
　　第二节　求生知识 ························ 045
　　第三节　求生意志 ························ 046
第三章　海上求生三原则 ······················ 047
　　第一节　自身保护原则 ···················· 047
　　第二节　遇险位置待救原则 ················ 047
　　第三节　淡水与食物原则 ·················· 048
第四章　气胀式救生筏 ························ 049
　　第一节　气胀式救生筏结构 ················ 049
　　第二节　救生筏属具及使用方法 ············ 051
第五章　登筏待救 ···························· 057
　　第一节　扶正倾覆救生筏 ·················· 057
　　第二节　登上救生筏的方法 ················ 058
　　第三节　积极营救落水者 ·················· 059
　　第四节　救生筏上的行动 ·················· 060
　　第五节　海上待救 ························ 060
第六章　水中行动 ···························· 062
　　第一节　体温对生命的影响 ················ 062

第二节　保护体温的方法 ………………………………………… 063
　　第三节　水中保暖姿势 …………………………………………… 064
　　第四节　水中游泳姿势 …………………………………………… 065

第七章　淡水 …………………………………………………………… 067
　　第一节　淡水的重要性 …………………………………………… 067
　　第二节　减少人体内水分流失的方法 …………………………… 067
　　第三节　淡水的分配和使用 ……………………………………… 068
　　第四节　淡水的来源 ……………………………………………… 069

第八章　食物 …………………………………………………………… 070
　　第一节　救生口粮 ………………………………………………… 070
　　第二节　食物的分配 ……………………………………………… 070
　　第三节　增加食物来源 …………………………………………… 071
　　第四节　辨别食物的安全 ………………………………………… 071

第九章　鲨鱼出没水域的行动 ………………………………………… 072

第十章　荒岛生存待救 ………………………………………………… 073
　　第一节　安全登陆和居住 ………………………………………… 073
　　第二节　寻找淡水 ………………………………………………… 073
　　第三节　寻找食物 ………………………………………………… 074
　　第四节　生活和行动 ……………………………………………… 074
　　第五节　求救信号 ………………………………………………… 075

第十一章　饮用海水与尿液的危害 …………………………………… 076

第十二章　接受救援 …………………………………………………… 077
　　第一节　直升机救援 ……………………………………………… 077
　　第二节　船舶救援 ………………………………………………… 079

第三部分　微型水下呼吸器　081

概述 ……………………………………………………………………… 082

第一章　微型水下呼吸器基础理论 …………………………………… 083

第二章　微型水下呼吸器的使用 ……………………………………… 087

第三章　水下基本物理学 ……………………………………………… 090

第一节　浮力 ……………………………………………………… 090
　　第二节　大气压强 ………………………………………………… 091
　　第三节　水压 ……………………………………………………… 091
　　第四节　气体 ……………………………………………………… 092

第四章　水下基本生理学及常见的疾病 ………………………………… 093
　　第一节　呼吸系统 ………………………………………………… 093
　　第二节　血液循环系统 …………………………………………… 093
　　第三节　耳部 ……………………………………………………… 094
　　第四节　鼻窦 ……………………………………………………… 095

第五章　常见的生理疾病及伤害 ………………………………………… 096
　　第一节　减压病 …………………………………………………… 096
　　第二节　低温症 …………………………………………………… 096
　　第三节　哺乳动物潜水反射 ……………………………………… 097
　　第四节　压力伤害 ………………………………………………… 097

第四部分　飞行员涉水逃生培训标准 …………………………… **099**
　　培训基本内容 ……………………………………………………… 100

后记 …………………………………………………………………… **109**

第一部分
飞行员涉水逃生

第一章　概述

第二章　直升机上的救生装备

第三章　直升机海上飞行乘员空中管理

第四章　直升机水上迫降

第五章　直升机飞行员水下逃生

第六章　飞行员水下解救受困乘员

第一章　概述

自直升机诞生以来，为实现直升机飞行"零伤亡"目标，各直升机制造公司一直努力提高直升机的性能和稳定性，不断增设机上的安全、逃生和求生方面的装备，还生产了适应海上飞行作业的直升机，希望在直升机发生坠海事故时能尽可能地保证飞行员及乘员的安全。同时业界建立了先进的航空救生和组织指挥系统，研制具有通信、导航、搜索、救援、医疗能力的搜索营救直升机，通过各种方法提高直升机发生坠海事故后乘员的生存率。直升机的安全硬件在现有的科技条件下已达到极致，但直升机在发生坠海事故后，机上乘员的死亡率依然很高，其根本原因是直升机上的乘员没有接受过直升机海上遇险逃生训练，在发生险情后难以从机舱内逃生。

飞行员涉水逃生培训科目主要是通过模拟直升机在海上发生迫降、坠海、翻覆的各种情况，让飞行员亲身感受直升机发生事故后所处的各种危难状况，对飞行员进行实景培训，使飞行员熟练掌握各种逃生技巧，合理应对各种危难状况，正确使用各种安全逃生装备，从容地从机舱内逃生。

海上作业，需要有安全、稳定的直升机，更需要从业人员有足够的自我保护能力和逃生能力。

第二章　直升机上的救生装备

救生装备是在直升机不可挽救的情况下，保证飞行人员安全逃生的重要技术装备。

直升机作为最安全的交通工具之一，除了有各种飞行安全设备设施之外，还配备了一系列在意外情况下保障乘员生命安全和用于求救的救生装备。这些救生装备在飞行员必须应急离机的情况下，能帮助乘员安全、快速地逃离直升机，并保障乘员在逃离直升机后有一定的生存时间。飞行员应定期参加专项培训，熟练掌握这些救生装备的使用方法及使用技巧，一旦遇险，能够正确使用这些救生装备，更好地保护自己的生命安全。

直升机救生装备的组成：救生衣、安全带、应急门、救生筏、急救包、灭火器、发动机灭火器、浮筒、微型水下呼吸器。

第一节　救生衣

直升机上的救生衣是充气式救生衣。充气式救生衣在未充气前没有浮力，平时可以作为工作背心穿在身上，一旦充气则可以为遇险者提供足够的浮力。救生衣有两个独立的气室，每个气室配有一个一次性高压小气瓶，所用气体为二氧化碳或氮气。如果其中一个气室出了问题，另一个气室还可以正常工作。救生衣前后对称，配有位置发射器、哨子、反射带等。

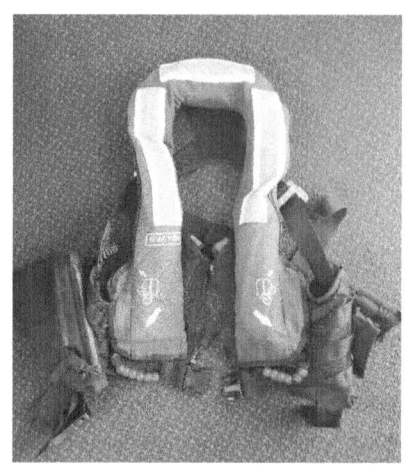

一、充气方式

1. 充气瓶充气

用力拉动充气装置上的拉绳,刺针刺破气瓶膜片,高压 CO_2 气体充入气囊,气体膨胀后产生浮力。

2. 人工充气

救生衣上有人工充气管,当浮力不够时,可用嘴向气囊充气。注意,要用舌头顶开充气管的筏芯才能把气吹进气囊。

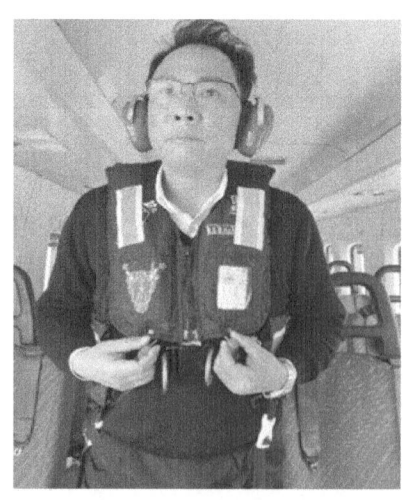

二、充气时机

必须在逃离机舱以后才能给救生衣充气。

三、充气方法

1. 水面充气

逃离机舱后，慢慢地浮出水面，观察清楚周围情况，然后再给救生衣充气。

2. 水下充气

逃离机舱后，双手捂住胸部位置，往下移动，摸到充气拉绳，用力往下拉，使救生衣充气，快速浮出水面。因水面可能有漂浮物，为防止头部受伤，双手应举过头顶，保护头部。

四、危险的充气时机

在直升机迫降的过程中，机内乘员往往会因为情绪紧张在机舱内给救生衣充气，如果在机舱内给救生衣充气，会给逃生造成不利影响。

（1）救生衣体积增大，不利于人员从机舱内逃出。

（2）救生衣产生了浮力，机舱进水后，遇险者会在机舱内浮起来，遇险者将很难再潜入水中从应急门中钻出来。

（3）穿着充满气体的救生衣从机舱内钻出来，救生衣很容易被划破，将失去浮力功能。

第二节 安全带

每个座位都配有安全带。在直升机飞行的过程中，必须从始至终地系好安全带。

注意事项

系上安全带，收紧带子后，要把过长的带子别好，防止其妨碍快速解开安全带。

| 飞行员涉水逃生 |

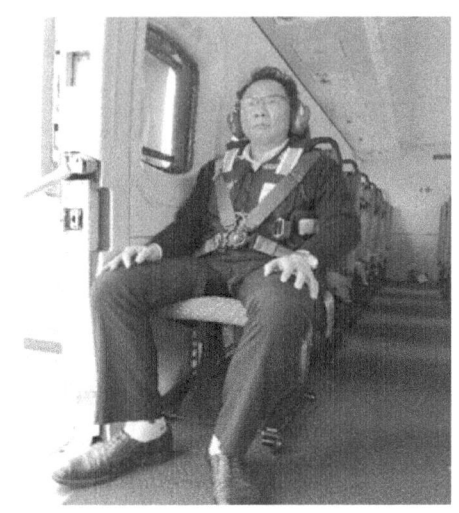

解开安全带时要将开关拧到最大角度。

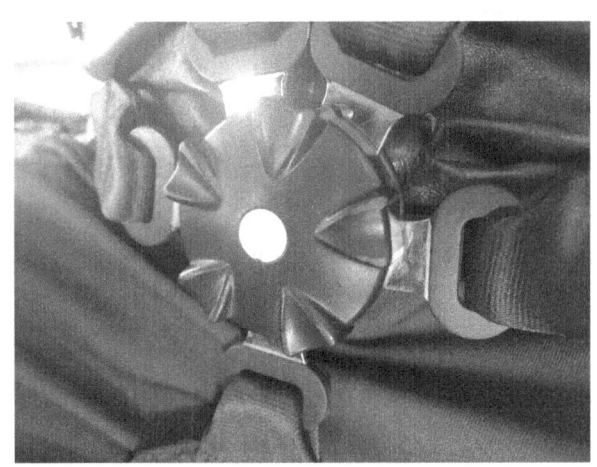

第三节　应急门

  直升机上所有的门窗都是应急门窗。每个应急门窗都在显著位置用中英文对照标明抛放的方法。

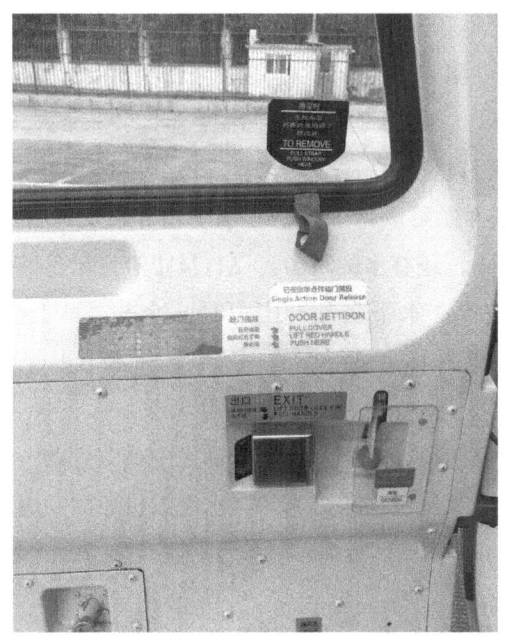

一、抛放应急门窗的时机

当直升机发生意外,乘员准备逃生时,应把握好抛放应急门窗的时机,本书推荐:在直升机迫降到水面时,要快速抛放应急门窗!

1. 当直升机迫降到水面时第一时间抛掉应急门窗

这是最好的时机,在水面上抛放应急门窗既容易又安全。

2. 在空中抛放应急门窗

绝对不能在空中抛放应急门窗。由于直升机正在快速下降,在空中抛放应急门窗,应急门窗有可能会受到气流的影响,相对于直升机向上运动,与直升机的旋翼或尾桨发生碰撞,会使直升机完全失控。

3. 在水中抛放应急门窗

当水淹过门窗以后,由于内外水位高低差而产生了压力,应急门窗被水压住,需要很大的力量才能推开应急门窗,而且会越来越难推开应急门窗。

4. 在水下抛放应急门窗

在直升机翻覆的过程中,遇险者为克服离心力的作用必须用双手将自己固定在座椅上，更加没有时间打开应急门窗。而当直升机完全淹没或翻覆后，机舱外的压力虽然平衡了，但水的阻力还是非常大，同样需要很大的力量才能推开应急门窗。而且遇险者只能靠一口气在水下打开应急门窗，难度会非常大。

5. 用破拆器打开门窗玻璃

不应指望任何破拆器可以帮助我们在水下击碎玻璃。首先取下破拆器并不方便，其次驾驶舱空间小，还有水的阻力，飞行员很难发出足够的力量击碎玻璃。按照力学的原理，当玻璃在水下受到冲击力时，冲击力马上会传导到玻璃背面的水中，玻璃受到的冲击力其实是很小的。所以，在水下击碎玻璃要比在空气中难得多。

能否快速抛掉应急门窗，是直升机涉水逃生中最关键的一步，如果没有打开应急门窗，遇险者就不能从机舱内逃出来，当水淹没机舱后，遇险者在水下最多只能坚持1分钟。因此，每一位飞行员都必须熟练掌握应急门窗的抛放方法及技巧。

二、应急门窗抛放步骤

（1）掰开盖板。

（2）提起红色手柄。

（3）往外推。

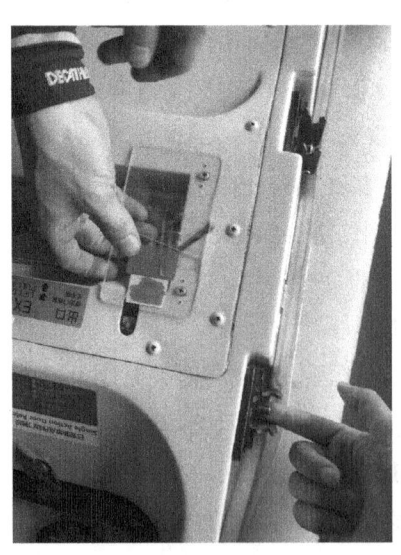

三、应急门窗的抛放原理

当提起红色手柄后,门上的固定销会缩进去,整个门失去了固定的连接点,轻推即可抛掉应急门窗。

四、应急门窗应按规定定期检测、抛放及保养

驾驶舱的应急门窗在进行定期抛放测试时,必须由飞行员进行抛放,这样可以保证飞行员有足够多训练抛放应急门窗的机会。重新装回的应急门窗抛放保险丝必须与原有的应急门窗抛放保险丝标准一致。

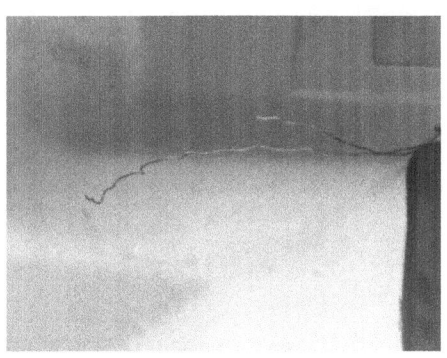

五、应急门窗的抛放方式

应急门窗的抛放方式是多种多样的,同一型号不同批次的直升机的应急门窗的抛放方式可能是不一样的,飞行员必须熟悉各种应急门窗的抛放方式。

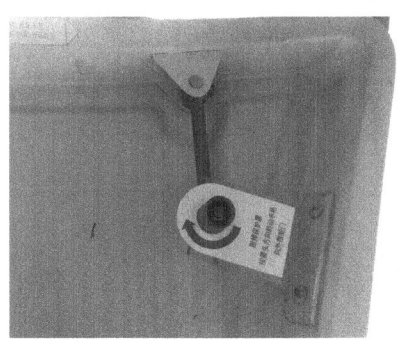
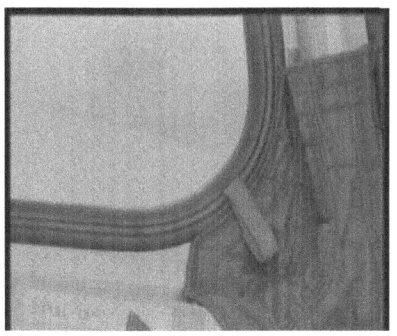

第四节　救生筏

救生筏是直升机海上求生最重要的安全设备,每架直升机都配有一个或两个救生筏。救生筏能够帮助遇险人员在海上救生中坚持更长时间。

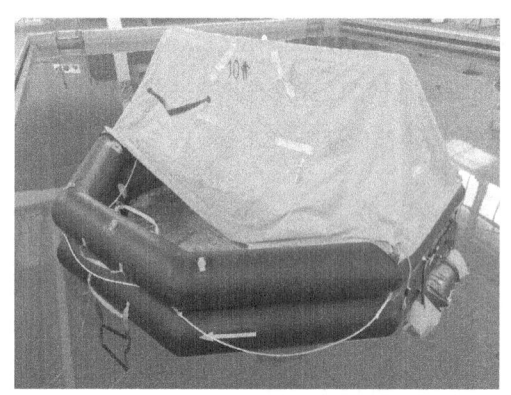

一、放置位置

每一架直升机放置救生筏的位置有可能不一样,根据机型或飞行任务,救生筏会放置在不同的位置。

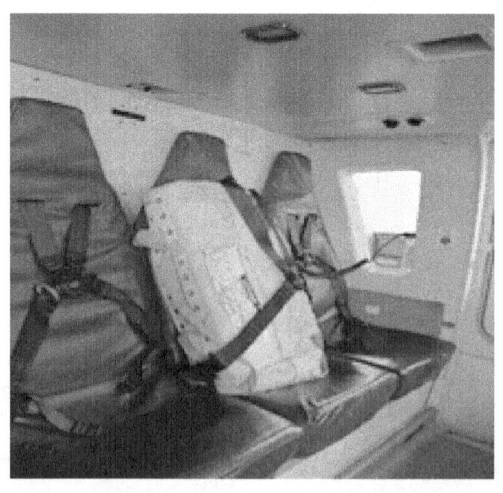

没有配置浮筒的直升机只能将救生筏放置在机舱内。

有浮筒的直升机可以将救生筏放置在机舱内，也可以将救生筏放置在机舱外固定的位置。

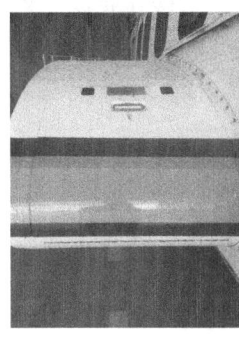 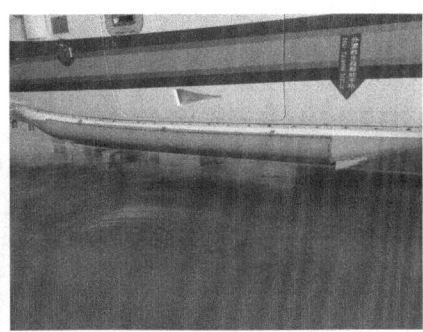

二、救生筏的抛放方法

救生筏与直升机用充气绳连接。在逃生时，必须将救生筏抛出机舱。否则，救生筏就不能充气，最终会与直升机一起沉入水中。外置的救生筏，飞行员可以在机舱内抛放，也可以出机舱后拉动救生筏释放手柄抛放救生筏。

（1）抛出救生筏后，拉动充气绳，到最后用力扯充气绳，使救生筏充气。

（2）抛出救生筏后，如果来不及给救生筏充气，当直升机下沉到一定深度时，充气绳会拉开充气瓶，救生筏自动充气。

（3）直升机继续往下沉，当充气绳达到一定张力时，充气绳上的预应力点会自动断开，救生筏自由漂浮在水面上。

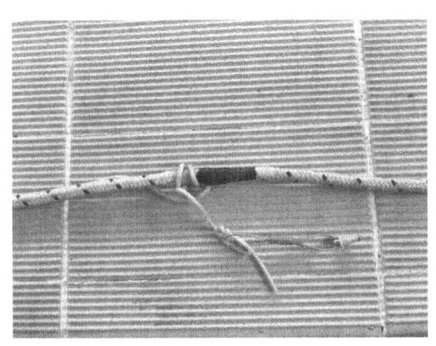

第五节　急救包

直升机上均配有急救包，其主要作用是在飞行过程中紧急处理伤员的伤病情况，防止病情恶化，消除或减少不良后果，为医疗救治做好准备。飞行员及乘员均应熟悉急救包内的配置用品及其用法。

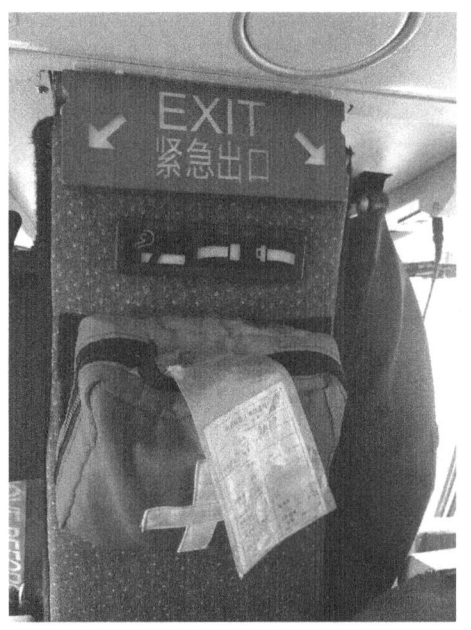

直升机急救包清单

序号	名称	规格	数量	单位
1	纯棉弹性绷带	10cm×100cm	1	盒
2	网状弹力绷带	1m	1	盒
3	不粘伤口无菌敷料	9cm×10cm	1	盒
4	防水创可贴	8片装	1	袋
5	压缩脱脂棉	10克×1包	2	包
6	三角巾	96cm×96cm×136cm	1	包
7	酒精棉片	10片装	10	片

续表

序号	名称	规格	数量	单位
8	强力碘伤口消毒棉签	10支装	2	盒
9	医用剪刀	不锈钢	1	把
10	医用塑胶手套	塑胶	1	副
11	记事本	A5	1	本
12	多功能固定铅笔	HB	1	支
13	人工呼吸隔离面罩	CPR	1	个
14	速效救心丸	/	1	盒
15	硝酸甘油	/	1	瓶
16	风油精	/	1	盒
17	配备清单	/	1	份
18	保温毯	/	1	件

第六节 机舱灭火器

机舱内有一个小型灭火器，可以用来扑灭机舱内的各类型火灾。

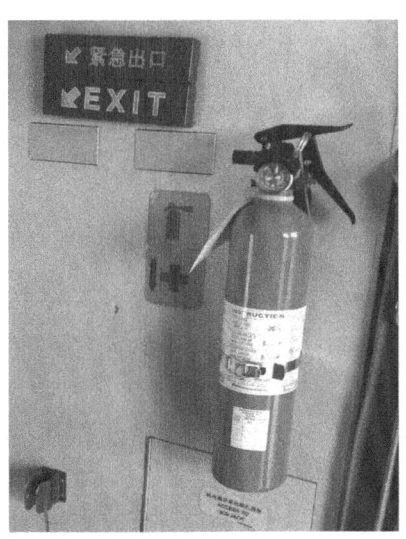

使用注意事项

（1）拔出保险销。注意拔保险销时不能双手同时用力。

（2）一手握住灭火器喷管，对准火焰根部喷射，直至明火完全熄灭。

第七节　发动机灭火器

在飞机发动机两侧，有两个大型的灭火器，在飞行的过程中，发动机如果着火，飞行员可以控制灭火器，扑灭发动机引起的火灾。

第八节　浮筒

海上作业的直升机都必须配置浮筒。不配备浮筒的直升机，是不被允许进行跨海飞行的。

当直升机快迫降到水面时，飞行员可在机舱内操作，打开浮筒，直升机就可以通过浮筒迫降到水面上。直升机的浮筒也可以在直升机接触水的时候自动打开。

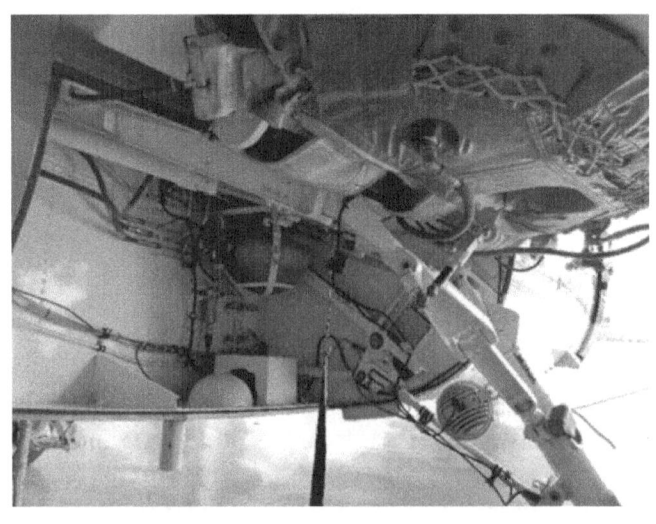

浮筒由尼龙制成，它有可能会因泄漏或破裂使直升机翻覆。由于直升机的重心在飞机上部，直升机有可能会在风浪的影响下翻覆。

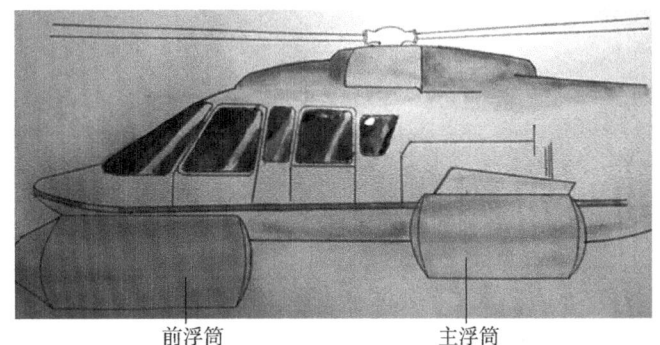

前浮筒　　　　　　主浮筒

因此，当直升机成功迫降到水面后，直升机上的乘员应在机长的指挥下，投放救生筏，然后尽快离开直升机到救生筏上等待援救。

第九节　微型水下呼吸器

微型水下呼吸器体积小，重量轻，使用方便，成本低，充气简易，维护管理简单，安全性高，可以保障水下呼吸 3～5 分钟。可放置于飞行员的救生衣内，非常适合作为飞行员的安全逃生装备。

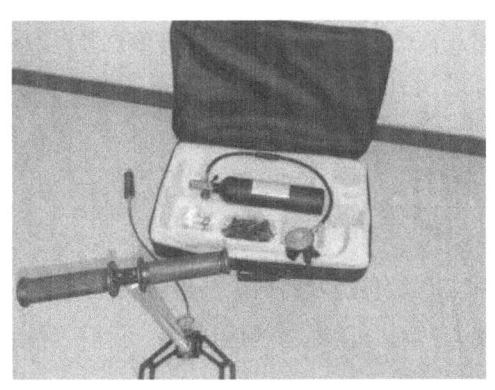

第三章　直升机海上飞行乘员空中管理

第一节　首次乘机人员管理

飞行员作为空中飞行中的主导者,负责乘员在飞行过程中的安全管理。

海洋事业的发展使越来越多的人有乘坐直升机出海作业的需求,每次飞行都可能有第一次乘坐直升机的人员。由于是第一次乘坐直升机,难免会有因过度兴奋、心情紧张、行为失控而影响飞机的安全飞行,或者在直升机遇险时妨碍其他人的逃生。因此,有必要对第一次乘坐直升机的人员进行针对性的管理。

(1)直升机公司应规定第一次乘坐直升机的人员必须申报。

(2)飞行员应知道本次飞行中有多少个第一次乘坐直升机的人员。

(3)经常乘坐直升机的人员安排在靠近应急门窗的位置,第一次乘坐直升机的人员应坐在其他位置。

(4)飞行员在飞行过程中应密切注意第一次乘坐直升机的人员状态。

第二节　乘员空中管理

在整个飞行过程中,飞行员应及时向乘员报告飞行状况,让乘员有更充分的心理准备,如起飞、下降、气流、云层、大雾、雷电、返航、备降、迫降等。

在紧急迫降时应及时发出逃生警报,并通知乘员尽快做好逃生准备。

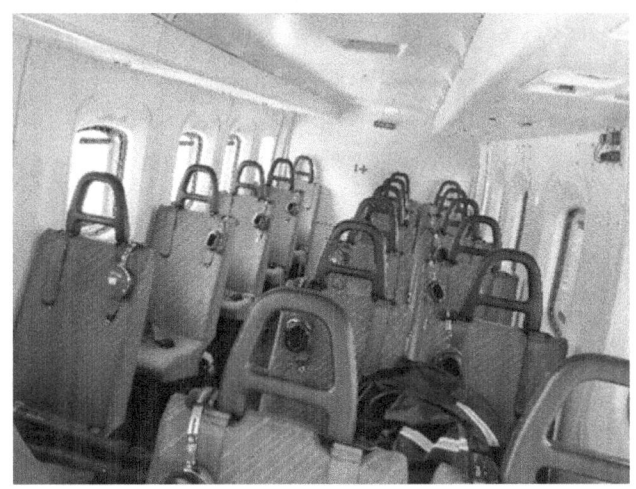

第四章　直升机水上迫降

众所周知，直升机作为具有垂直起降、机动灵活的航空器在当今世界的军事、民用等领域发挥着重要的作用。在涉水环境飞行时，如果直升机因各种因素不能继续飞行，飞行员可以采取不同的飞行方式，将直升机迫降在水面上。

第一节　直升机迫降海面的原因

造成直升机飞行中启动应急迫降的条件一般是因为发生了严重的故障，如减速器系统机械故障、发动机故障、发动机火警、电气火警、发动机熄火以及其他需要飞行机组决策要及时按应急迫降程序处理的情况。

直升机应急迫降涉水（海面、江面湖泊等）分为有动力与无动力两种情况，这属于直升机进行迫降的前期条件。而直升机迫降的结果也分为成功迫降逃生与不成功迫降后导致要进行直升机水下逃生的最后逃离。

从风险管理的角度来说，直升机有动力的迫降涉水一般发生成功迫降的概率较大，而直升机无动力条件下的迫降涉水成功的难度确实较大。但是也要取决于飞行机组的知识与技能、飞行经验以及机组资源管理能力和进行迫降涉水的环境（气温、风向、风速、海流等）因素。

从操作规程的技术角度来看，直升机执行有动力情况下的迫降涉水无非就是相对可控条件下的操作规程。例如，直升机海上飞行中发生了燃油箱泄漏事件，不能安全飞到陆上着陆点或直升机液压系统的不断泄漏导致直升机执行快速下降到海面，使用少于机载浮筒释放规定的速度（一般建议使用接近悬停的机动速度）逆风迫降到海面上。这种条件下因为是有动力的情况，只要飞行机组判读直升机故障原因清楚，决策过程与实施不正常检查到位，再加上标准操作的技术动作与管理流程的正确，实施成功迫降涉水的概率是很大的。

直升机有动力的条件下迫降，在涉水环境中如果因机组操作配合不当导致可控撞地状态以及成功迫降后因水面天气条件恶劣等因素的影响也会造成直升机产生动力翻转后进入水下逃生的可能。

直升机发生无动力条件下的迫降就是我们常说的旋翼机自转着陆方式，多数情况下是因为直升机飞行中发生了尾桨驱动失效导致要执行关车进入自转状态或发动机火警造成灭火后停车，以及其他因素引起的发动机全部失去动力后执行自转迫降。

一般来说，直升机执行自转迫降涉水程序的操作从时间管理上是比较迫切的。它要求机组人员要尽快进入自转的稳定状态。接地前从拉平开始到使用自转能量拉平覆盖的着陆操作，技术要求很高，考查的是对直升机进入自转状态后垂直能量（旋翼自转转速的控制、高度变化）和水平能量（飞行速度、飞行姿态）如何操作管理得当的快速反应能力。

直升机执行无动力应急自转成功迫降到水面上不可控的因素有很多，除体现在飞行机组人员的自转迫降操作技术经验、综合能力外，还有很大程度取决于迫降水面的天气条件等环境因素。

一般来说，从事直升机涉水运行的直升机飞行员每年都要接受所飞机型的规定复训要求。复训的内容包括了各种直升机特情处置以及涉水迫降的应急程序训练。

第二节　直升机水上迫降应急撤离程序

一、撤离准备

迫降可用准备时间长度取决于应急情况本身的性质。直升机浮筒的设计初衷决定了它只能在应急情况下使用，它能够使直升机在水中保持直立姿态，提供足够的时间给机组人员和乘客从直升机上撤离，或者逃到救生筏上。

如果时间允许，机组应该根据当时风向、风速与海况做好直升机的下降与接水计划，尽量减小直升机接水时的下降率与冲击。直升机接水的前进速度应该为 0 或接近于 0。不能有侧向飘移，同时保持飞机俯仰姿态 0～10 度。顶风降落且降落在海浪的波峰或波背是比较理想的。浮筒选装推荐用当前国际上经加改装或原厂直接选装的接水后自动充气设计型，人工充气只是备用方法。浮筒充气时间需要 5～10 秒。

做出了水上迫降决定之后应尽早告知乘客。确保每位乘客穿好、拉紧所有救生装备。

（1）如果降落之后直升机还能保持直立姿态，当飞机旋翼还在转动的时候指导乘客坐在座位上保持安全带扣好，直到机组给出撤离的指令才能开始撤离。

（2）如果降落之后飞机开始倾翻，指导乘客等待旋翼完全停止转动后再撤离。

（3）告知乘客脱离直升机后才能给救生衣充气。

即将要接触水的时候，通过客舱广播系统呼叫："俯身抱头、俯身抱头。"

二、撤离决定

如果是可控的水上迫降并且降落后直升机能保持直立，机长需要考虑是否撤离直升机。应急浮筒不是设计来让直升机长时间漂浮在水面上的。然而，有些情况下不撤离可能是更有利的，尤其是当直升机在相对平静的水面降落后旋翼能保持转动并且救援力量能在短时间内到来。应及时抛卸飞机驾驶舱和客舱里的所有可抛卸门窗，以便需要时能及时逃到救生筏上。

（1）将紧急定位发射器（ELT）打到 ON 位以确保它已激活。

（2）旋翼还在转动时禁止撤离出舱。

（3）避免突然地使用旋翼刹车，因为容易引起直升机在水中倾翻。

（4）如果迫降点离可能的救援力量很远，所有人员必须撤离直升机，到救生筏上等待救援。

三、可控撤离

机组需要对所有乘客负责，并且将自己的意图与乘客沟通。

一旦旋翼停止转动并且做了撤离决定，抛卸直升机上所有可抛卸的窗户，打开客舱门，释放油箱短翼上的救生筏，每个救生筏能搭载 14 名乘员，过载情况下可搭载 21 名乘员，每个救生筏里有一个急救药箱和一个紧急定位发射器（ELT）。所有乘员通过客舱门与客舱左前侧的逃生窗口登上救生筏。

登救生筏的路径与方法参照安全指引卡。

当所有乘客都撤离直升机后，机组人员方可撤离。如果两个救生筏都能打开，最好把所有乘员平均分配于两个救生筏上，同时每个救生筏上都至少有一名机组人员。

如果飞机即将倾翻或者沉没，割断飞机与救生筏之间的系留绳，将救生筏滑离飞机并且保持在一起。机组需要对所在的救生筏及乘员全程负责，及时清点人数。激活救生筏自带的 ELT，处理受伤的乘客。

机组激活救生衣上的个人位置信标器（PLB）。

四、不可控的撤离

如果水上迫降时直升机倾翻，撤离可能会变得不可控与混乱。对于直升机涉水飞行，原则上所有的乘员都应接受过定期的水下逃生训练，应知道如何正确逃脱正在沉没的直升机。

所有乘员都必须等直升机致伤性运动停止后才能抛卸门窗，找好最近的逃离路线，松开座椅安全带。右座飞行员使用旋翼刹车刹停旋翼。

如果救生筏能够成功充气并展开，则所有乘员登上救生筏。如果救生筏不可用，则所有乘员游到一起。机组成员及时激活 个人位置信标器（PLB）。

第三节　直升机海上迫降标准操作规程

起落架手柄 ··	放下
浮筒（<120 公里每小时）······································	备妥
水上降落 ··	执行

| 浮筒释放 ··· 释放

1. 如果水面和直升机条件允许

考虑利用桨距来稳定直升机姿态,如需要可进行水上滑行。

2. 如果直升机不稳定或进水

| 两个发动机手柄 ··· 关

如果没有救生筏

| 旋翼刹车 ··· 柔和使用
| 直升机 ··· 撤离

警告:在旋翼停转前不要撤离直升机,没有离开直升机前不要给救生衣充气。

3. 如果安装了救生筏

| 旋翼刹车 ································· 柔和使用让旋翼缓慢停转
| 救生筏 ··· 备妥
| 救生筏释放 ··· 释放
| 直升机 ··· 撤离

警告:在旋翼停转前不要撤离直升机,没有离开直升机前不要给救生衣充气。

| 应急检查单 ··· 完成

第四节 撤离直升机行动

当直升机通过浮筒成功迫降到水面时,机长就是逃生行动的最高指挥官,所有乘员应在机长的指挥下,有序地进行水上逃生。

(1)直升机迫降到水面,呼叫乘员解开安全带,抛放应急门窗,一手抓紧应急门窗框边,一手抓紧座位椅底板,双手将自己固定在座位椅上。保持冷静,准备逃生。

(2)旋翼完全停止后,由机组成员抛放救生筏或指挥乘员抛放救生筏,指挥乘员有序地离开直升机,撤离到救生筏上进行海上求生待救。撤离的规则是一排一排地撤离,始终保持直升机处于平衡状态。

(3)当所有人员登上救生筏后,机长最后一个离开直升机。

（4）撤离时尽可能将直升机内有用的物品带到救生筏上，如毛毯、矿泉水及矿泉水瓶、塑料袋、食品等，尽可能到直升机尾部打开行李舱取出有用的物品。

（5）将直升机和两个救生筏连在一起，扩大可视面积。

（6）按救生筏上的海上求生手册的指引进行海上求生。

第五章　直升机飞行员水下逃生

直升机迫降海面是非常重大的意外事故，历史数据显示，直升机平稳迫降水面的概率较低，大部分迫降是不成功的，受各种因素的影响，直升机迫降失败后会倾斜、进水，最后翻覆。

首先将直升机平稳地迫降到水面的技术要求极高，稍有偏差就会导致迫降失败。

其次由于机械故障，飞行员很难控制因机械故障动力不足或没有动力的直升机完成水上迫降动作。

影响直升机成功迫降水面的最主要因素是海面天气。当直升机迫降到水面时，由于直升机旋翼不能马上刹车停止，风或浪会使迫降在水面上的直升机倾斜，直升机旋翼很容易刮到水，容易导致直升机立即倾斜进水。由于直升机的重心在上部，进水后很快就会翻覆。此时，在浮筒打开的情况下，直升机最终会呈现"底朝天"的状态。

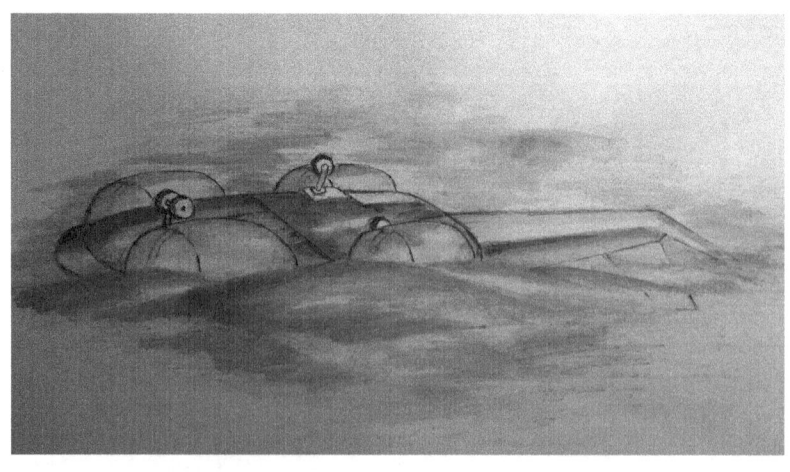

如果浮筒没有打开或直升机没有浮筒，直升机进水后同样是底朝天翻覆，并且很快沉下水底。

直升机的迫降、坠海、翻覆、沉没都是发生在没有预感的情况下，可谓千钧一发。在迫降过程中，由于情况十分紧急，飞行员首要控制好直升机，在极短时间内，精确地完成一系列复杂的迫降动作，根本没有时间做逃生的心理准备和身体准备。如果直升机能在水面成功迫降，并且直升机通过浮筒浮上水面，水上逃生就是非常简单的事情了。但一旦迫降失败，机上人员就要进行高难度的水下逃生。在直升机倾斜、进水、翻覆的过程中，机舱内的人员应尽快解开安全带，抛放应急门窗，双手将自己固定在座椅上，在水淹没嘴之前深吸一口气，等直升机翻覆停止后，迅速逃离机舱。

飞行员是否具有在危难中逃生的综合心理素质及水下机舱成功逃离的能力，与是否接受过直升机水下逃生训练，熟练掌握水下逃生技巧，有极其重要的关系。

第一节　水下逃生要点

受训人员必须理解并掌握一些非常重要的水下逃生要点。

（1）水下失重。由于浮力的作用，人在水中没有重力，人的身体可以随意摆放，正立、倒立、仰卧、侧卧、弯曲、抱团等。通过调整身体的姿势，人可以在水下通过很小的出口，因此，无须担心应急门窗的大小问题。

（2）在水下逃离机舱时，不要采用任何的游泳姿势，只能交替用手"盘"出去：一手抓住固定物，一手抓住下一个固定物，然后再抓下一个固定物，一手一手地"盘"出去。

（3）绝对不能用脚蹬水，因为一旦蹬踏到其他受困者，慌乱的受困者会本能地抱住你的大腿，这样就增加了逃离机舱的难度。

（4）水下憋气的方法。水淹没前，抬头深吸一口气，水下憋住气，当觉得胸部稍有压力时，不应再用力憋气，而是马上将舌根抬高顶着上颚，用鼻子轻轻发出"嗯"的声音，时间尽可能短，声频尽可能高。这样做是为了将肺部的气体充进鼻窦，增加鼻窦腔内的压力，可阻止水进入鼻窦腔内，通过鼻子放出一点点气体，减轻胸部的压力。过一会儿当感觉到胸部压力增加时，再次通过鼻子放气。每次只放出一点气体，直到肺部的气体全部放完。按此方法，普通人一般能憋气超过一分钟。水下憋气不应使劲憋住肺内的气体，否则会使心跳加快，耗氧增加，胸部压力过大，肺部的气体会一下子喷出来，憋气时间会相对缩短。

（5）在水下不会发生掉下去的现象。直升机迫降水面后，马上打开安全带，抛放应急门窗。一手抓住座位椅板，一手抓住应急门（窗）的框，将自己固定在座位上。直升机迫降不成功后虽然会发生"猛烈"的翻覆，但速度并不快，因为直升机在水下翻覆并非由动力或势能的因素引起，而是浮力使直升机翻覆。因此，遇险者只要双手抓住固定物，就足以抵抗直升机翻覆所产生的离心力。直升机翻覆180度后，以底朝天的状态呈现在水中，遇险者虽然也翻转了180度，但由于遇险者在水下没有重力，所以不会发生遇险者掉下去的现象。

第二节　水下逃生的方法

一、无呼吸器的逃生方法

当直升机迫降到水面时，迅速按以下步骤进行逃生。

（1）解开安全带，抛掉应急门窗。

（2）一手抓住座位椅板，一手抓住应急门窗框边，将自己固定在椅子上。

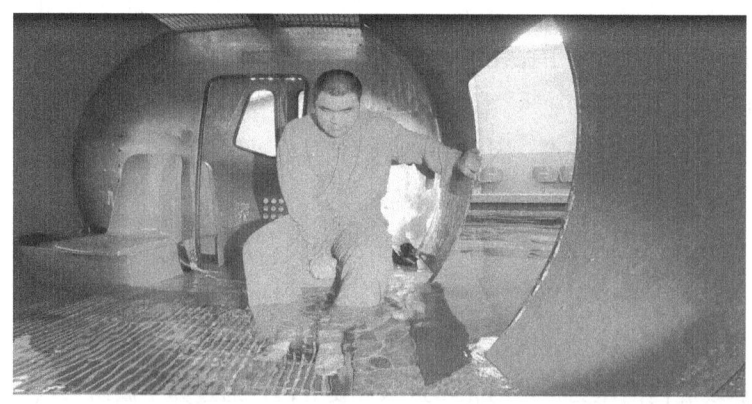

(3)当水淹上来时,尽可能抬高头部。

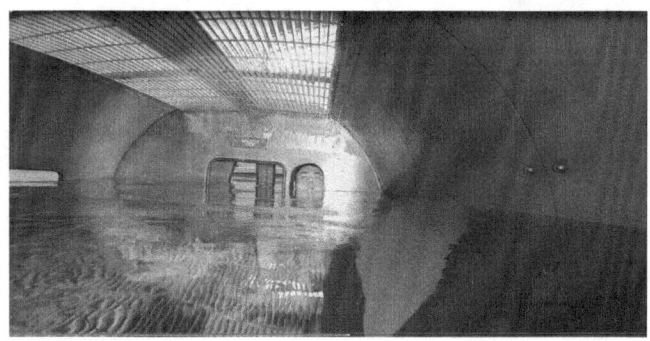

(4)水淹没口鼻前,深吸一口气,低头,睁大眼睛,盯着抓住门框的手。

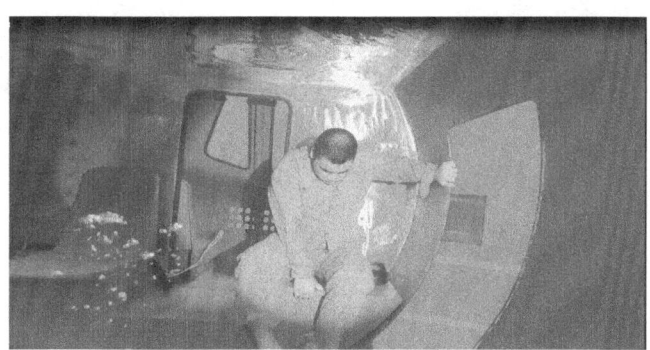

(5)直升机翻转完毕后(180度),放开抓椅子的手,抓门框的手缓缓用力,两脚并拢,将自己拉出直升机。

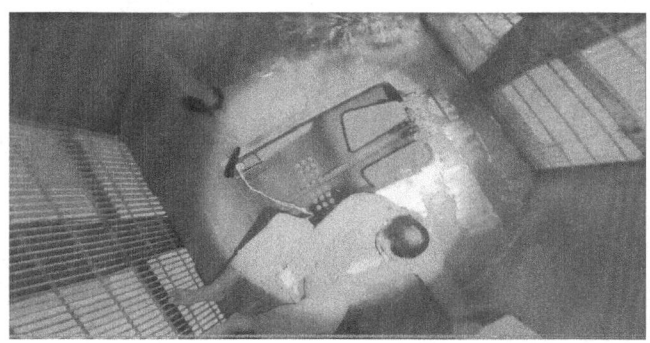

| 飞行员涉水逃生 |

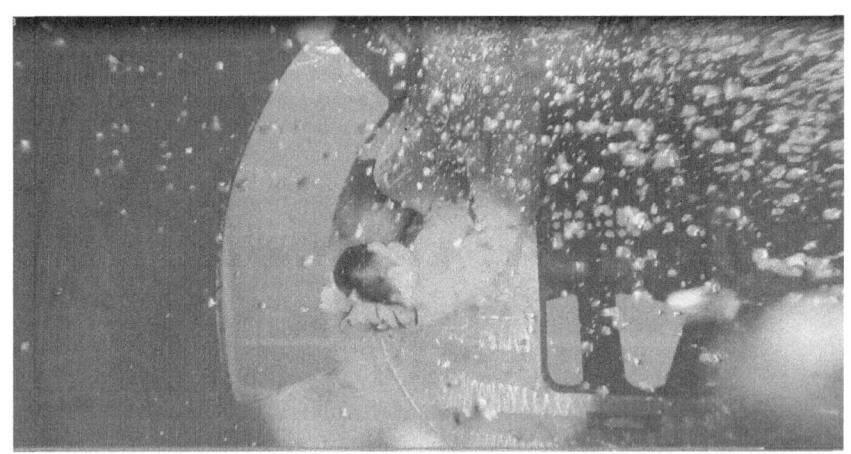

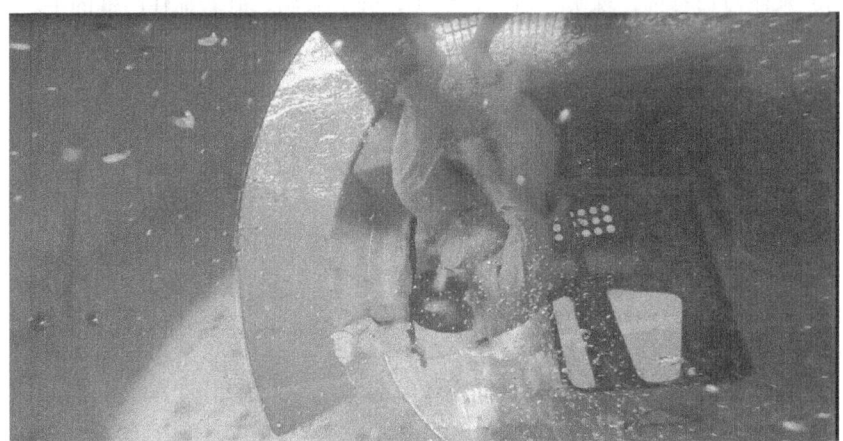

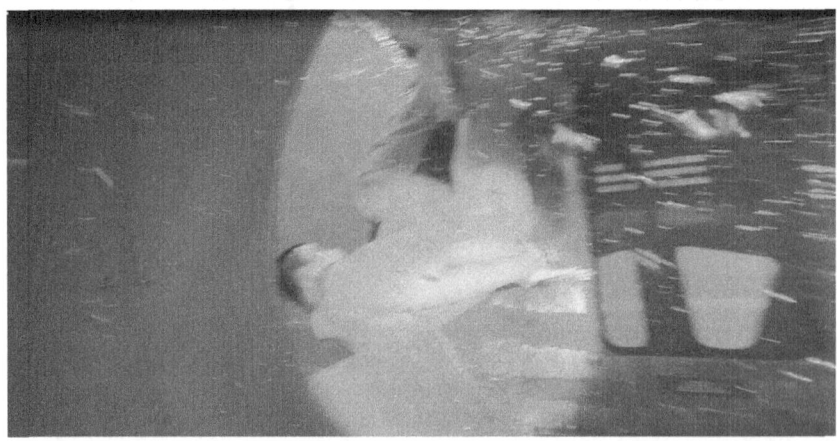

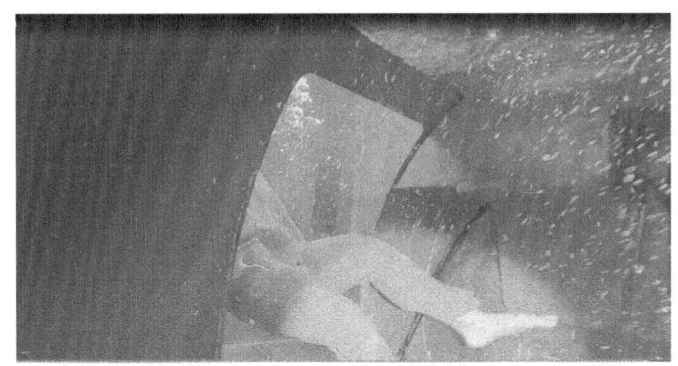

（6）浮出水面，给救生衣充气。如果不会游泳，应在逃离机舱后给救生衣充气，然后双手举过头顶自动浮出水面。

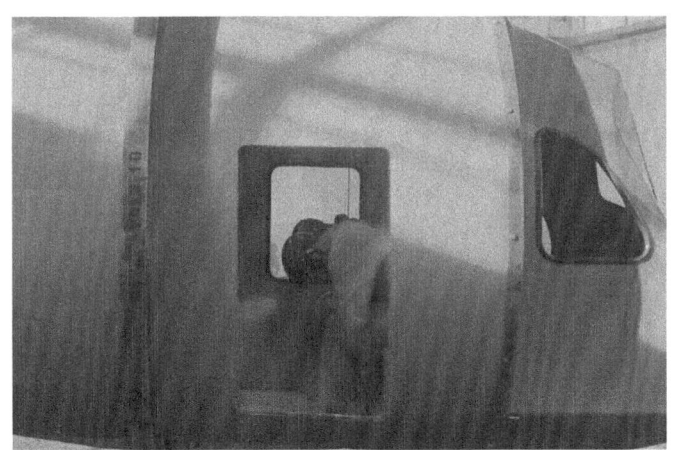

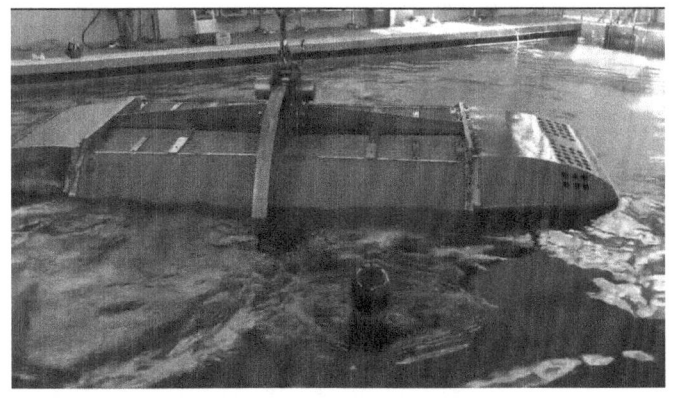

二、有呼吸器的逃生方法

当直升机迫降到水面时。

（1）解开安全带。

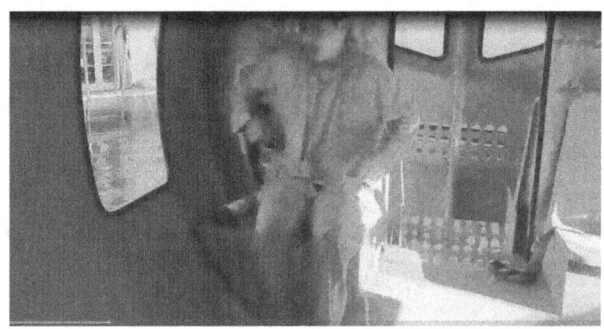

（2）抛掉应急门窗。

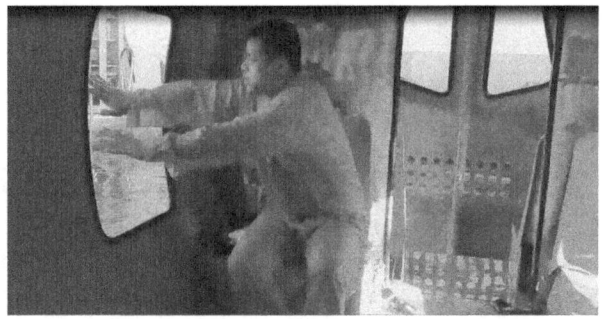

（3）将呼吸器咬在嘴上准备呼吸。

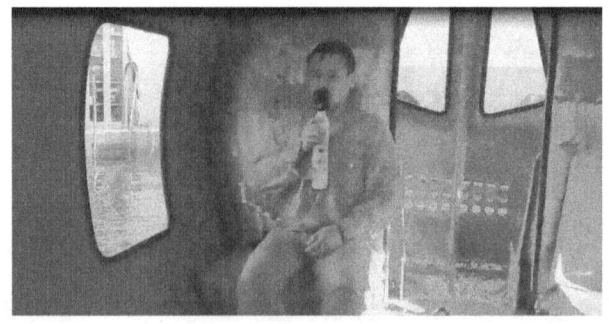

（4）一手抓住座位椅板，一手抓住应急门窗框边，将自己固定在椅子上。

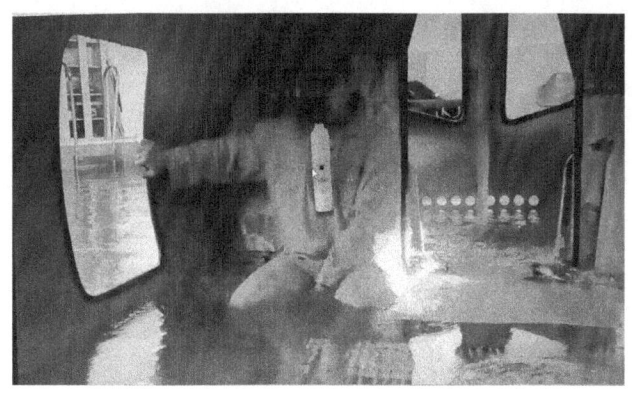

（5）当水淹没口鼻后，用呼吸器进行呼吸，眼睛睁大，盯着抓门框的手。

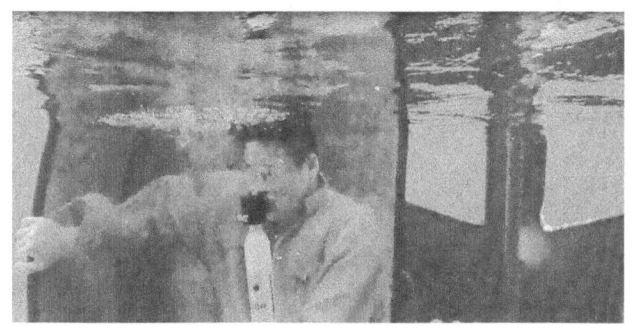

（6）直升机翻转完毕后（180度），放开抓椅子的手，抓门框的手缓缓用力，两脚并拢，将自己拉出机舱外。

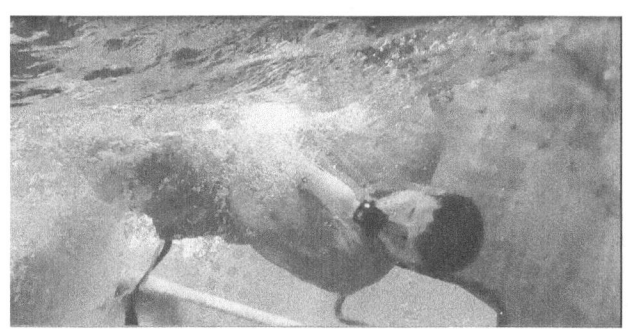

| 飞行员涉水逃生 |

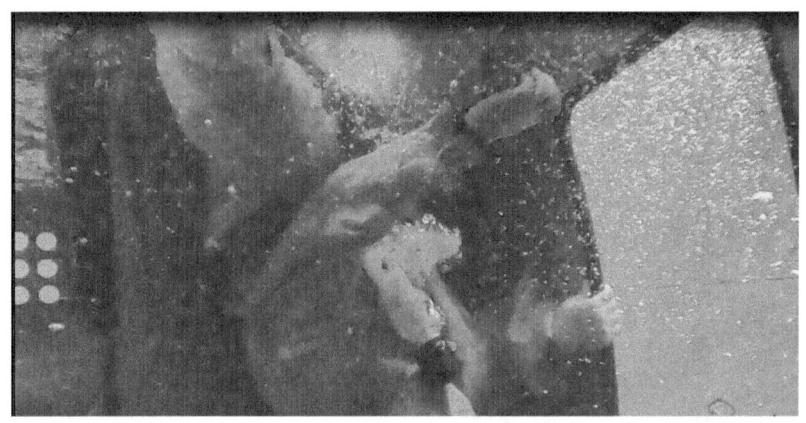

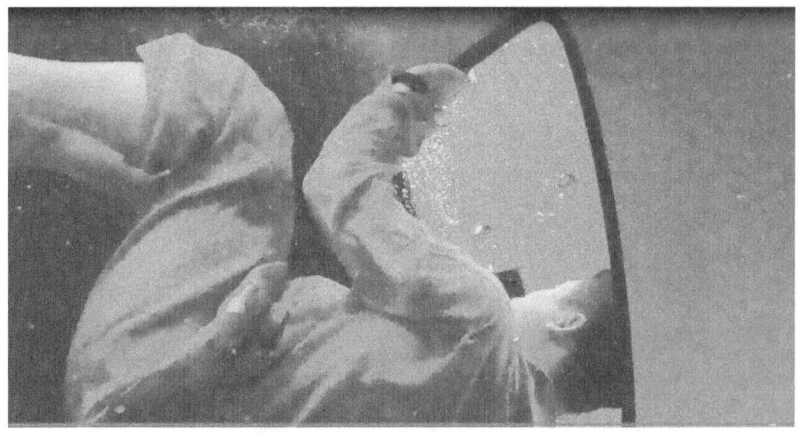

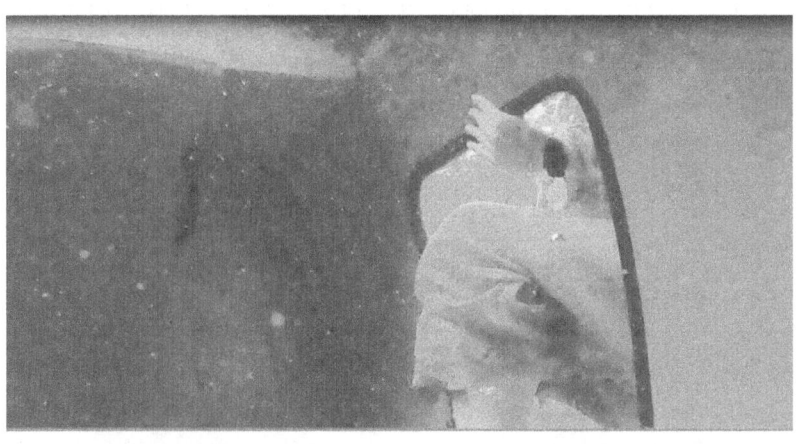

（7）浮出水面，给救生衣充气。

三、异门逃生的方法

直升机快速迫降海面，可能会造成直升机应急门窗不同程度的损坏，当飞行员发现身边的应急门窗损坏而无法打开时，可选择其他应急门窗逃生。

当直升机迫降到水面时。

（1）解开安全带，抛掉应急门窗，但应急门窗无法打开。

（2）将呼吸器咬在嘴上准备呼吸。

（3）双手抓住座位椅板，将自己固定在椅子上。

（4）当水淹没嘴巴后，用呼吸器进行呼吸，眼睛睁大。

（5）直升机翻转完毕后（180度），放开一只抓椅子的手，去抓住其他的固定物，然后用另外一只手再抓下一个固定物，切勿同时放开双手，这样一手一手地盘到最近的一个应急出口，打开应急门窗，抓住门框的手缓缓用力，两脚并拢，将自己拉出直升机。

（6）浮出水面，给救生衣充气。

第六章 飞行员水下解救受困乘员

飞行员非常熟悉自己驾驶的直升机的空间结构，不管在任何状态下，飞行员都应该有能力判断自己在机舱内所处的位置，而且飞行员的身体素质应比一般的人员要好，一旦有了呼吸器，能在水下吸到空气，飞行员就很容易从机舱内逃生，还可以帮助其他受困的乘员逃出翻覆的直升机，从而大大提高乘员逃生的概率。

第一节　飞行员从机舱里解救受困乘员

当直升机迫降到水面时。

（1）打开安全带，抛掉应急门窗。

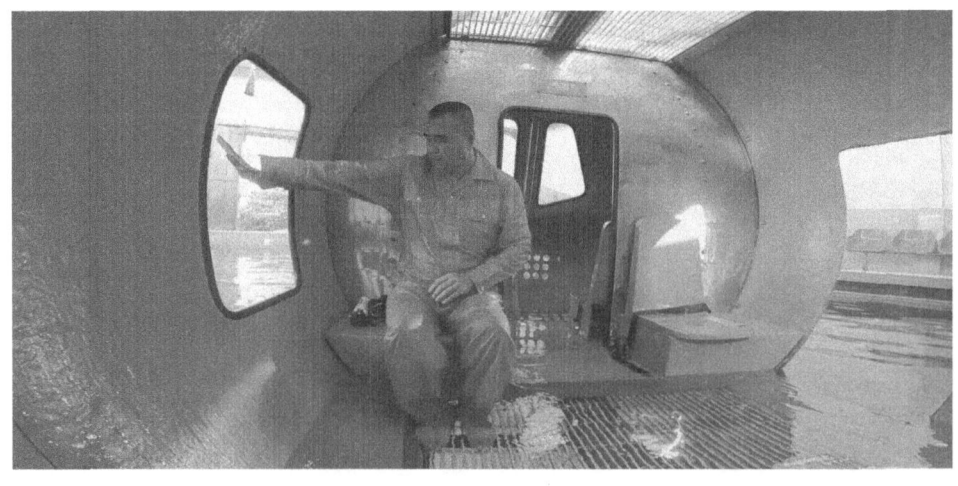

（2）将呼吸器咬在嘴上准备呼吸。

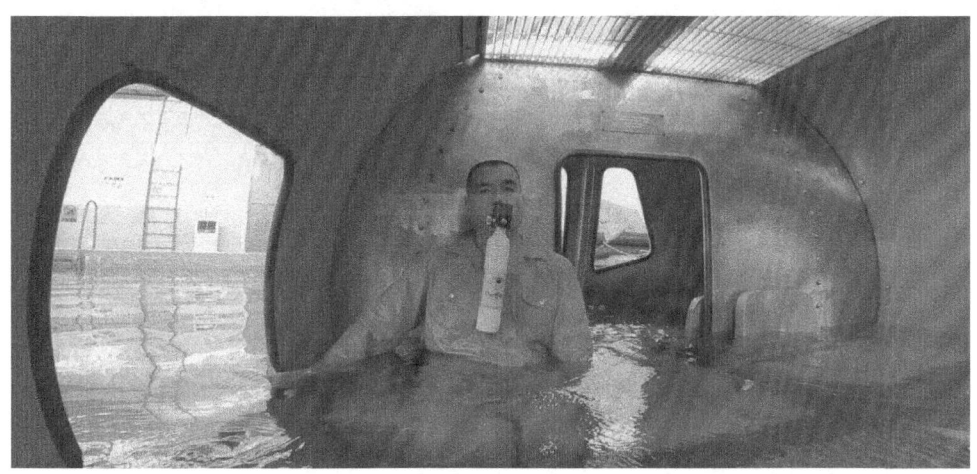

（3）一手抓住座位椅板，一手抓住应急门窗框边，将自己固定在椅子上。

（4）当水淹没嘴后，用呼吸器进行呼吸，眼睛睁大。

（5）当直升机翻转时，放开抓门框的手，轻握抓住座位椅板的手，身体放松。这时，直升机翻转，而人在水中不翻转，直升机翻转180度后，所抓住的座位椅板正好在头顶上方。

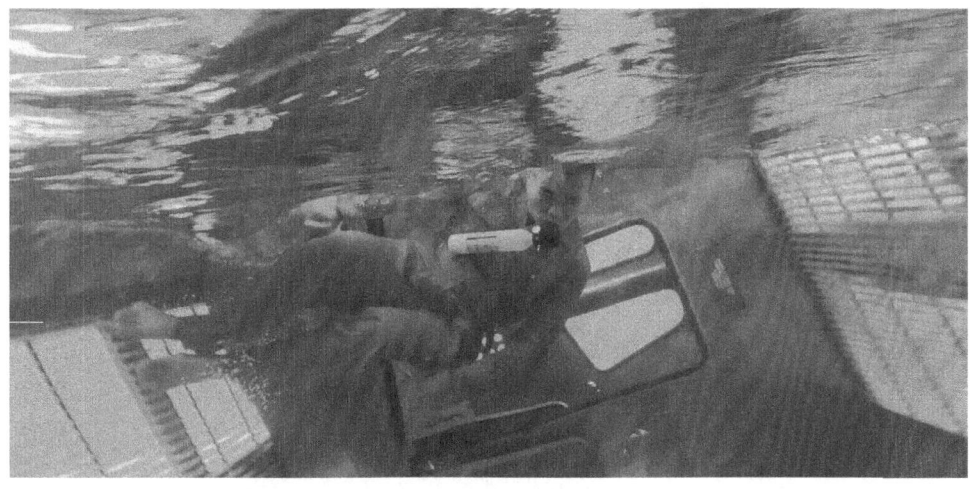

| 飞行员涉水逃生 |

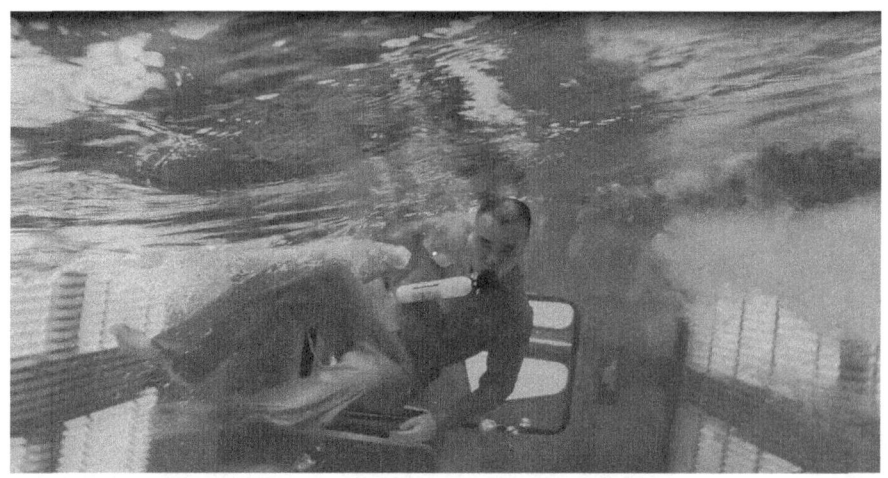

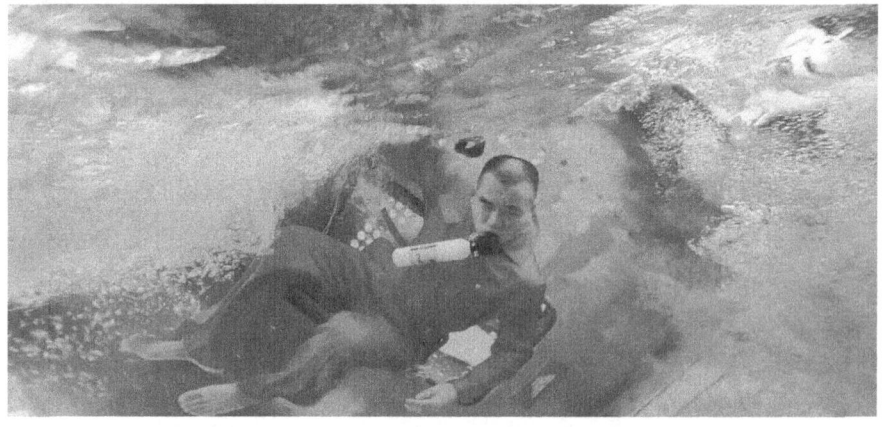

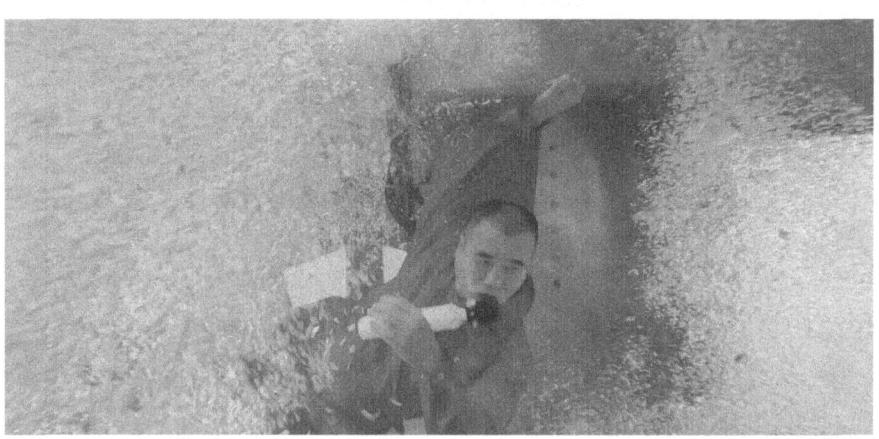

（6）观察乘员是否安全逃生。如乘员不能顺利逃生，飞行员从驾驶舱一手一手地"盘"到客舱，先将应急门窗打开，然后才能帮助乘员逃生，接近受困乘员时，用力拉扯受困者衣服，使受困者明白有人在救他。打开受困者的安全带，拖住受困者的后衣领，将受困者拉出机舱外。

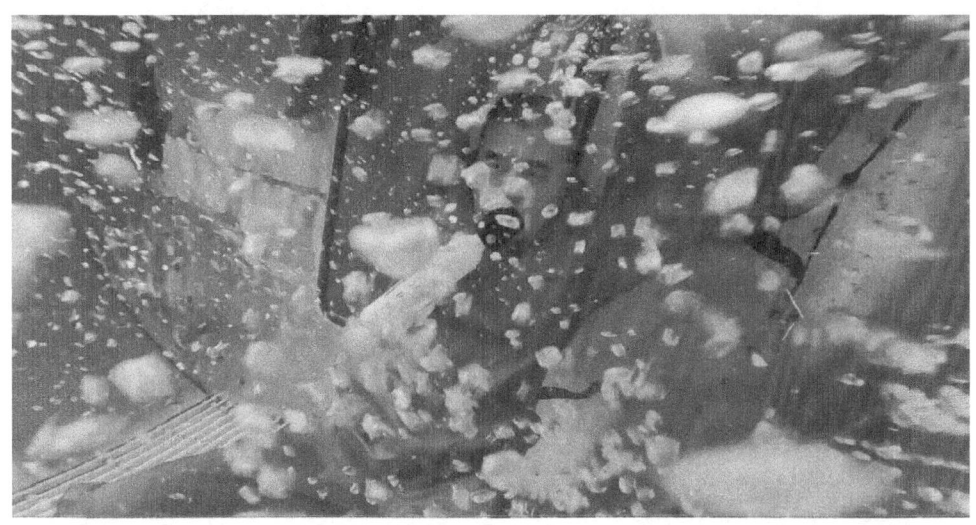

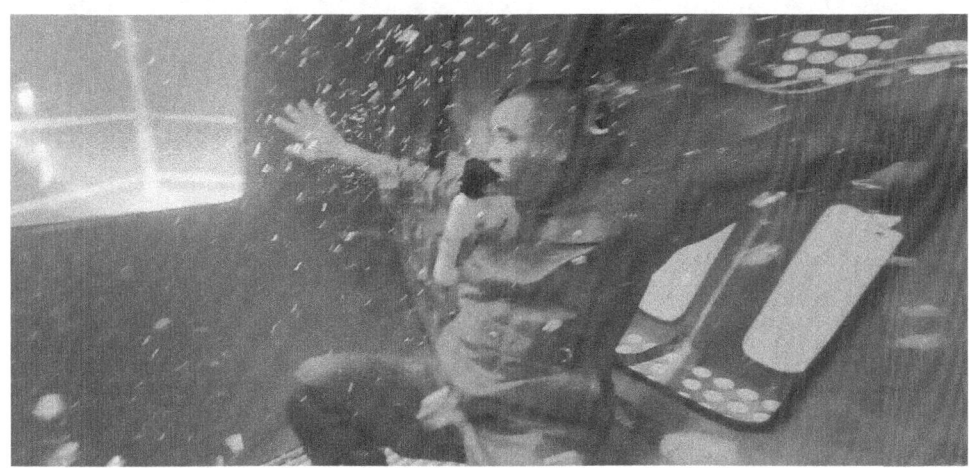

| 飞行员涉水逃生 |

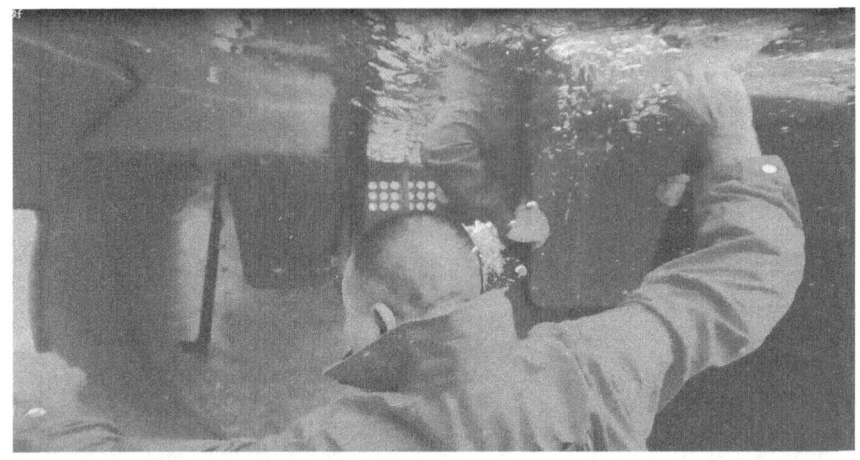

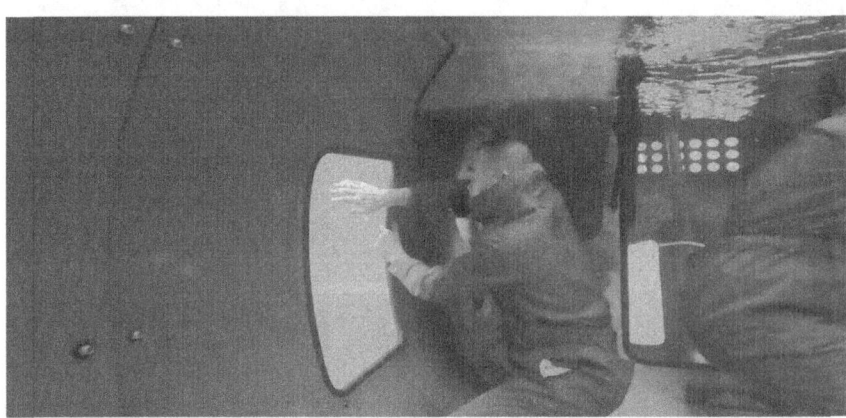

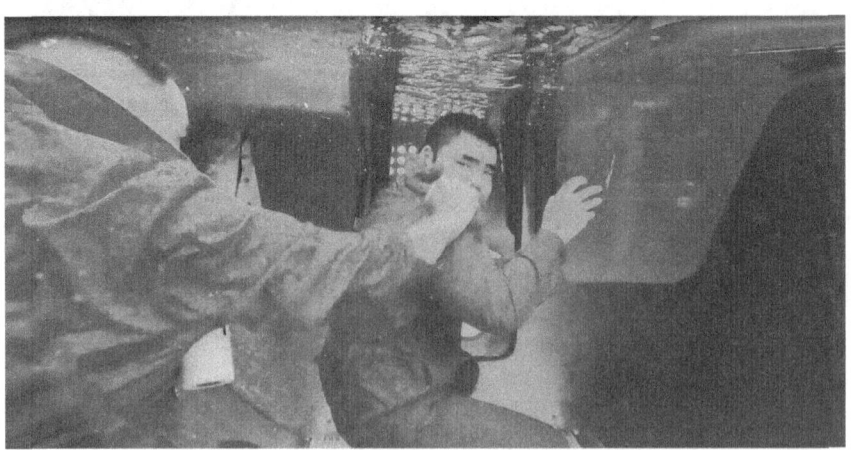

| 第一部分　飞行员涉水逃生 |

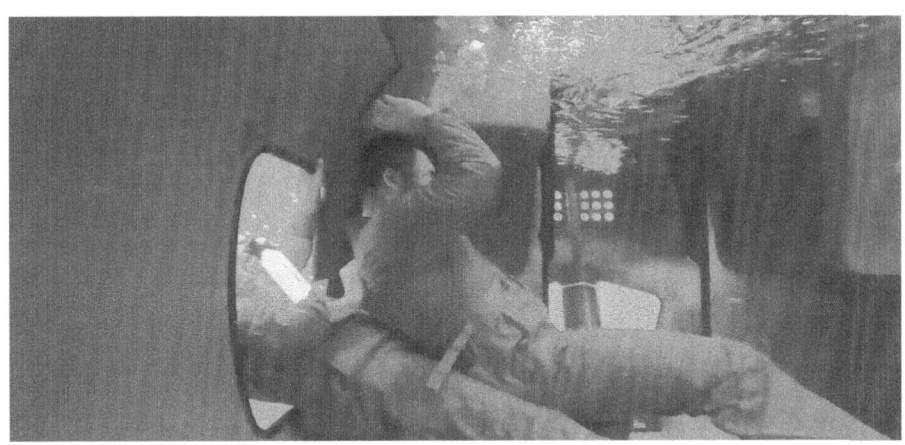

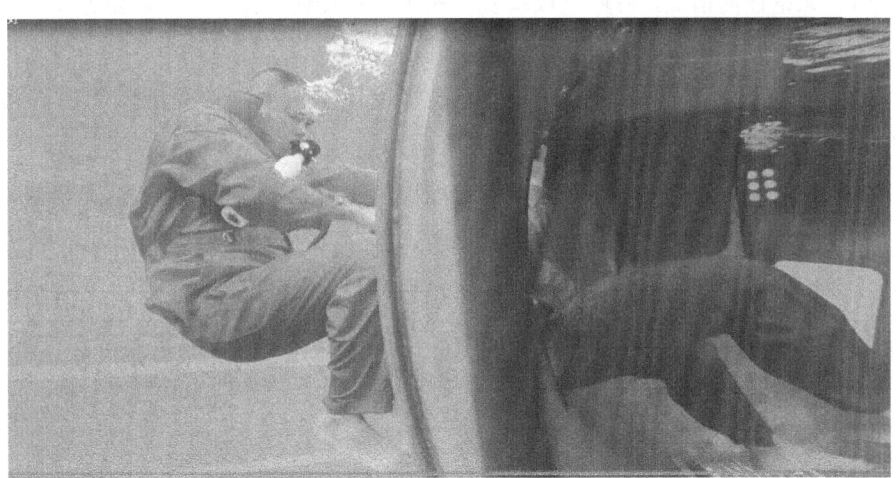

（7）拉动受困者救生衣的充气开关，使其浮出水面。

第二节　飞行员潜入水中，从机舱内解救受困乘员

飞行员逃离机舱后，发现还有乘员未能逃出机舱。

（1）飞行员潜入水中，打开应急门窗，进入客舱。

（2）接近受困乘员时，用力拉扯受困者衣服，使受困者明白有人在救他。

(3)打开受困者的安全带,拖住受困者的后衣领,将受困者拉出机舱外。

(4)拉动受困者救生衣充气开关,使其浮出水面。

第三节 解救受困乘员的技巧

乘员在逃生过程中,由于没有掌握直升机水下逃生技巧,或者心理或身体素质等方面的原因,不能成功逃生而受困于机舱内,特别是不会游泳、行为失控的受困者。飞行员在解救的过程中,要特别注意以下几点。

(1)无论任何情况,呼吸器咬嘴及气瓶不能被任何人抓住。一定要保证自己的呼吸安全。

(2)接近受困乘员时,必须先用力拉扯受困者衣服,使受困者明白有人在救他。

(3)乘员无法打开安全带。受困者可能因过于紧张,全身用力,把安全带绷得过紧而无法打开,特别是身体肥胖的受困者,遇到这种情况时要特别小心,首先用力拉扯受困者的衣服,一定要让受困者明白你在救他,使其放松身体,然后用一只手顶住受困者的腹部,使安全带放松,另一只手打开受困者的安全带。

(4)拖带受困者时不能与受困者面对面,要拖住受困者的后衣领,可防止受困者挣扎而影响逃生。

(5)飞行员要注意,当所有的乘员都逃离了机舱后,才能给自己的救生衣充气,否则将失去营救其他受困乘员的机会。

从机舱逃生出来后,遇险者面临的将是海上求生的难题,机长自然成为海上求生的最高指挥官,所有人必须绝对服从机长的指挥。遇险人员必须掌握海上求生技术,遵守海上求生的规则,坚持到救援人员到来,才能最后成功获救。

第二部分
海上求生

第一章　海上求生的定义

第二章　海上求生三要素

第三章　海上求生三原则

第四章　气胀式救生筏

第五章　登筏待救

第六章　水中行动

第七章　淡水

第八章　食物

第九章　鲨鱼出没水域的行动

第十章　荒岛生存待救

第十一章　饮用海水与尿液的危害

第十二章　接受救援

第一章　海上求生的定义

海上遇险人员利用救生设备、运用海上求生知识和技能，克服海上生存的各种困难和危险，延长遇险人员在海上生存的时间，增加获救机会，直至获救脱险，称为"海上求生"。

"以人为本，生命至上"是现代文明标志和安全管理的基本理念。一旦发生直升机坠海事件，最重要的任务是保护人员生命安全。直升机海上事故危险程度大，救生设备少，海上生存环境恶劣，每一位飞行员都必须掌握海上求生的基本知识与技能，在各种条件下能够保护自己的生命，避免伤害，安全逃生，通过有效的求救最终获救脱险。

第二章 海上求生三要素

海上求生的三要素包括：救生设备、求生知识、求生意志。

第一节 救生设备

在浩瀚的大海中，救生设备是帮助遇险人员延长生存时间、保障生命安全的最重要因素。离开了救生设备，无谓地消耗体力就等于缩短生命。

直升机上的海上救生设备有救生衣、救生筏。

第二节 求生知识

掌握求生知识对于海上遇险人员非常重要。遇险人员必须了解求生设备的结构、属性和使用方法，在遇险情况下应采取的措施与办法，报告出险地点及险情、求救方法等。求生知识包括理论知识和实际操作技能，而实际操作技能更为重要。

我国规定，所有从事海上作业的人员，必须持有相应的海上作业安全证书，如船员的海上"四小证"证书。从事海上飞行的飞行员也应取得相应的海上安全作业证书。

第三节　求生意志

遇险人员获救的时间往往比想象的要长得多。在求生获救的过程中遇险人员会遇到各种意想不到的困难，除依靠救生设备外，还必须有坚强的意志、信心和毅力，克服绝望和恐惧心理，经得起饥饿、寒冷、口渴和晕船的考验。国内外许多经验证明，意志力量有时候比身体素质更为重要。进行海上求生时，如果遇险者能做到临危不惧、沉着冷静，最终可以增加获救的机会。故求生者在任何时候都不能放弃脱险获救的信念，争取最后获救。

第三章　海上求生三原则

海上求生的三原则包括自身保护原则、遇险位置待救原则、淡水与食物原则。海上求生的三原则是互相联系、不可分割的，必须同时具备才能在求生的过程中获得最佳效果。

第一节　自身保护原则

海上遇险求生，首先应注意的是如何做好自身的身体保护，不管会不会游泳，不论是在热带海面或寒冷气候中都要避免暴露，多穿衣服，保持体温，杜绝不必要的行动，尽量减少能量支出。

第二节　遇险位置待救原则

直升机迫降时，应立即启动应急预案，将事故地点和时间信息以最快的方式发出，为接收到遇险信号的就近援救组织、过路船舶或飞机指明准确位置。

遇险后，遇险人员应尽可能待在遇险点等待援救。一旦遇险人员漂移了遇险点，救援人员就很难找到遇险者。实际上，遇险者很难将自己控制在遇险点内，因为洋流和海风会把遇险者迅速带离初始遇险点，洋流速度最快甚至达到每小时1海里。遇险者应掌握如何减少漂移的技术，尽量减小漂移的距离。因此，救援人员越快到达遇险点，遇险人员获救的机会就越大。

第三节　淡水与食物原则

逃生 24 小时后才能按规定分配淡水和食物。

健康的人在遇险时体内有足够的水分和糖分，因此 24 小时内可以不饮水不进食，因为饮水后多余的水分将通过小便排出。

第四章　气胀式救生筏

直升机上配有两个救生筏，在逃生的时候必须把救生筏抛出。

第一节　气胀式救生筏结构

气胀式救生筏主要由橡胶尼龙布制成，平时折放在机舱内或机舱外侧，使用时必须抛出救生筏拉动充气绳，充气瓶内的压缩二氧化碳气体就会充入筏体内，使救生筏浮于水面。它主要由主筏体，筏底气室，篷柱及篷帐几个部分组成。

主筏体，也称主气室，包括上下浮胎。下浮胎是一个独立的气室。上浮胎通过单向阀与篷柱相连通。各气室均由充气瓶自动充气膨胀。每个气室都设有充气阀，当气室内的压力不足时，可以用手泵补充空气。

筏底气室，一般不自动充气，筏底气室的主要功能分为两个方面，一方面可以承载遇险人员重量，另一方面可以调节筏内温度。遇险人员登筏后，如果感到闷热，则不用给筏底气室打气，如果感到寒冷，则用手动泵给筏底气室充气，充进的空气可把筏底气室与冰冷的海水隔开，起到保暖的作用。

篷柱为单独的气室，通过单向阀与上浮胎相通。篷柱的主要作用为支撑篷帐。篷帐的功能是保护遇险者免受寒暑之难、风吹日晒之苦，并防止海浪和雨水打入筏内。在篷帐的两侧，通常设有积水沟，用小管通入帐篷内，用于收集雨水。篷帐顶设置示位灯便于被发现和识别。

扶正带与海水平衡袋。扶正带与海水平衡袋设在筏底，扶正带用来扶正翻覆的救生筏，平衡袋可以起到增加筏的稳定性以及增加阻力减缓漂移的作用。

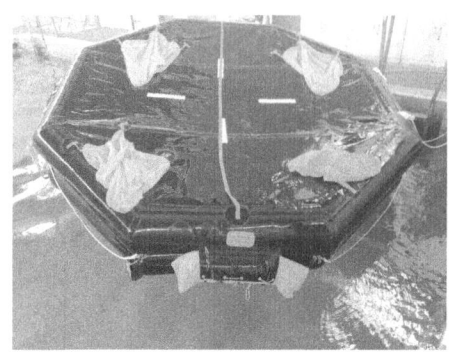
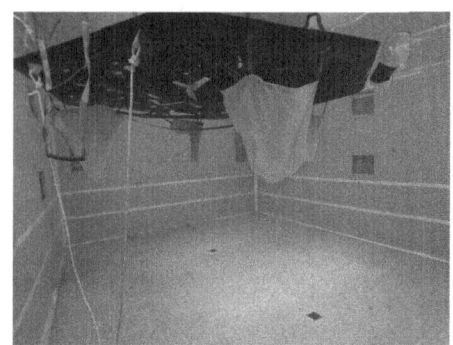

其他装置包括以下几种。

（1）软梯：救生筏对应的两端一般都设有一个进出口。在进出口设置尼龙软梯，深入水中给遇险者登筏使用。

（2）扶手索：筏的四周上下浮胎之间均设置有扶手索，也称救生索，供水上人员登筏时攀扶。

（3）二氧化碳钢瓶：气胀筏配备有二氧化碳钢瓶，钢瓶上装有充气阀与阀体进气阀连接，充气时钢瓶内二氧化碳气体通过充气阀进入上下浮胎。上浮胎部分气体通过单向阀进入篷柱。使救生筏充气成型。

（4）排气阀：底筏、篷柱。上下浮胎各有一个排气阀，这些气阀平时应保持拧紧状态，不得随意松开，充气压力过大时会自动排气。

（5）补气阀：上下浮胎及底筏分别设置补充气阀，当气压不够时，可以通过打气筒补充气体。

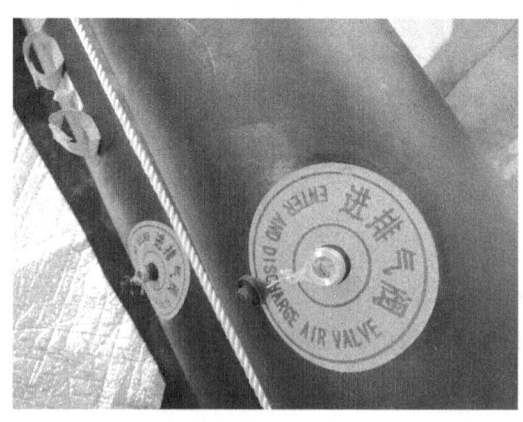

（6）海水电池：海水电池装在筏的进出口外水线以下电池袋内，使用时，海水进入电池后产生电流。可供电给筏内照明灯及向外界标示位置的示位灯。

第二节　救生筏属具及使用方法

1. 救生筏属具清单

直升机救生筏清单

序号	名称	数量	单位	用途
1	生存指南/行动指引卡	1	本	救生筏海上求生规则和知识
	救生筏使用说明书	1	本	救生筏使用说明
	救生筏经历簿	1	本	海上求生日记
2	75英尺（23米）系留绳	1	条	使直升机与救生筏充气瓶连接，直升机下沉后会拉开充气瓶充气
3	救生筏氮气瓶	1	瓶	充气及帮助扶正救生筏
4	紧急定位器	1	个	发射遇险位置
5	紧急定位器电池	2	个	充电
	紧急定位器（十六进制）	1	个	定位
6	编码器	1	个	位置编码
7	固定式频闪灯	1	个	发出求救信号
8	水活式频闪灯	1	个	发出求救信号
9	烟雾信号弹	1	枚	发出求救信号
10	发射枪信号弹	1	枚	发出求救信号
11	海水染色剂	1	瓶	发出求救信号
12	信号镜/反光镜	1	个	发出求救信号
13	哨子	1	个	发出求救信号

续表

序号	名称	数量	单位	用途
14	手电筒	1	支	照明及发出求救信号
15	电池	2	个	充电
16	磁罗盘	1	个	方向指示
17	反光应急毯	2	张	发出求救信号
18	雷达反射器	16	个	发出求救信号
19	袋装饮用水	4	袋	供饮用
20	海水过滤器	1	个	生产可饮用的淡水
21	压缩干粮	4	袋	供食用
22	钓鱼用具	1	套	供钓鱼、捕鸟用
23	蓄水袋	4	个	收集雨水，带刻度，按规定供应饮用
24	量杯	1	个	装水容器
25	急救药包（含以下）	1	套	伤员急救用
	压缩绷带	1	卷	急救用
	三角巾	1	条	急救用
	晕船药 14 人分量	16	片	防止、缓解晕船症状
	防晒油	1	瓶	防止晒伤
	消毒纱布	1	卷	急救用
	止血帖（16 帖以上）	16	帖	止血用
	胶布	1	卷	急救用
26	救生浮环	1	套	带浮索，将浮环抛向落水人员，拉动浮索将人员救到筏上
27	充气泵	1	只	救生筏手动充气
28	救生筏刀	2	把	非折叠式，割断绳索
29	篷盖	1	张	遮阳用

续表

序号	名称	数量	单位	用途
30	折叠舀水桶	1	只	排除筏内积水
31	手划桨	2	支	移动救生筏用
32	海绵	1	块	吸干筏内积水
33	海锚	1	套	可降低筏的移速
34	救生筏修理包	1	套	救生筏补漏用
	堵头	3	个	大中小各一个,堵漏
	剪刀	1	把	维修用
	砂纸	1	盒	维修用
	胶水	1	瓶	维修用
	毛刷	1	把	维修用
	橡胶片	1	盒	维修用
	锉刀	1	把	维修用
	压块	1	盒	维修用

2. 救生筏属具

救生筏使用说明书、海上救生手册、海上救生日记。

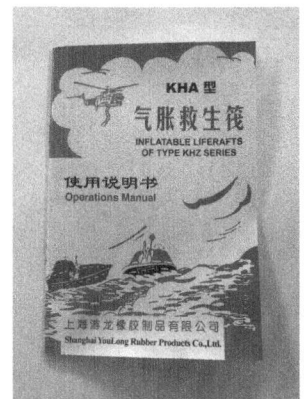
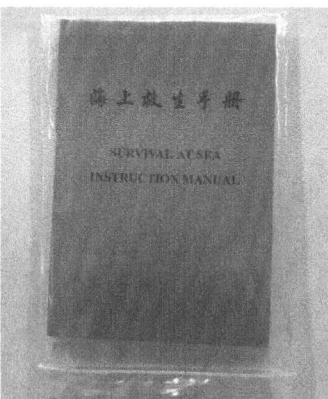
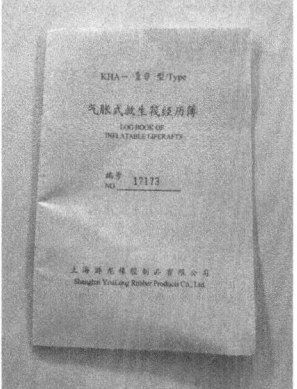

饮用水、救生口粮。

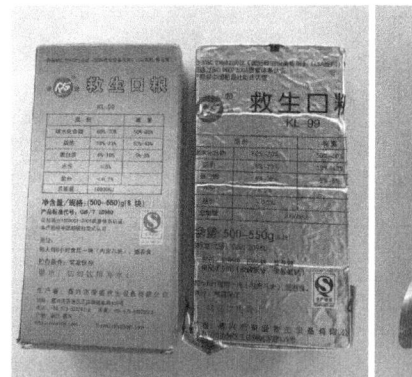 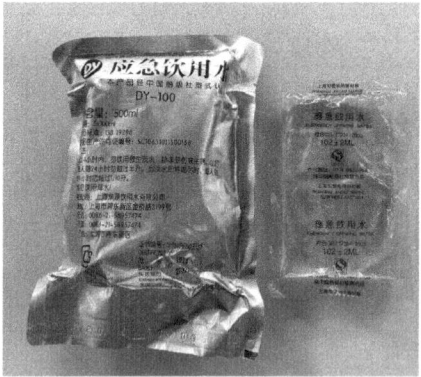

晕船药、急救包。

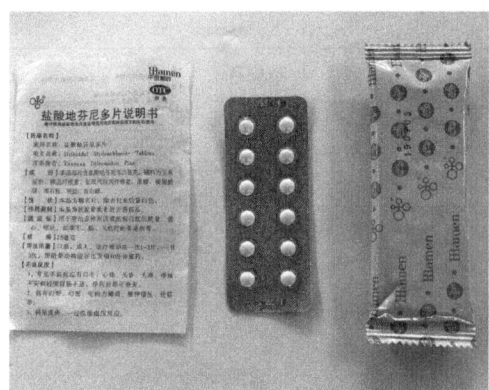 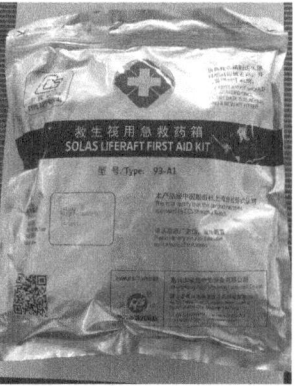

救生刀、救生浮环。

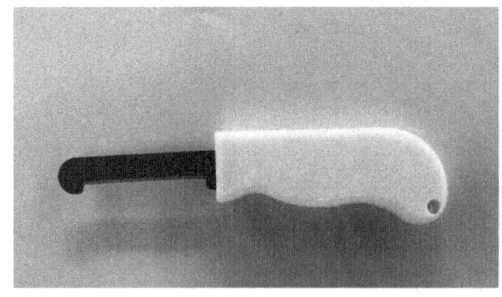 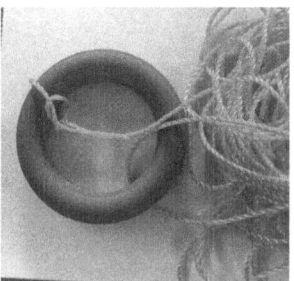

保温袋、渔具。

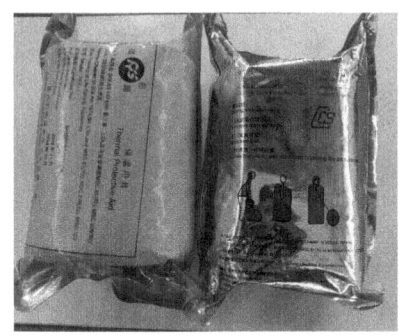 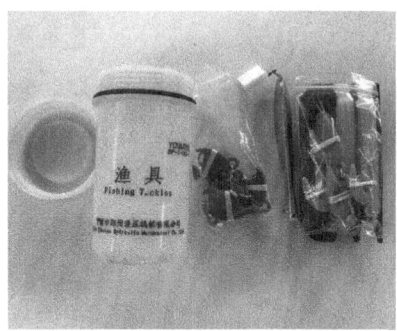

海绵及水瓢、打气筒及堵漏栓。

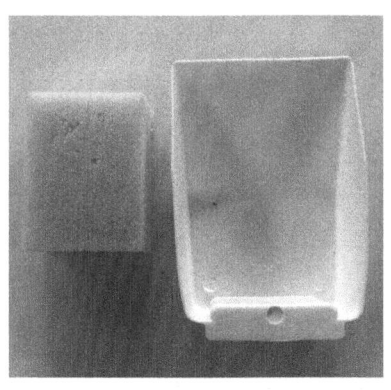 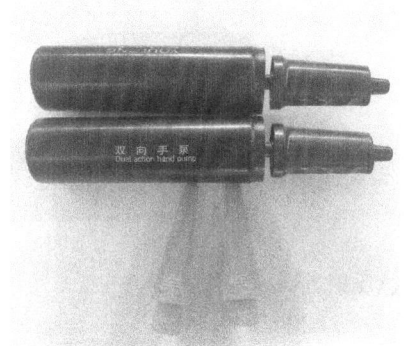

补漏工具及材料、求救信号弹。

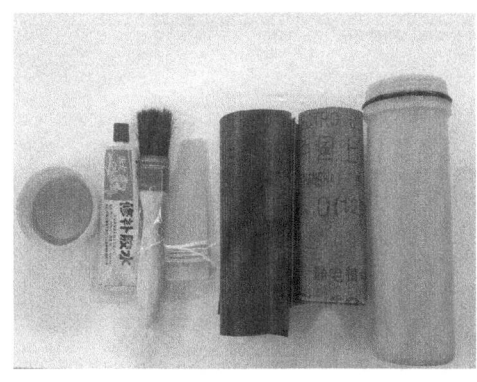 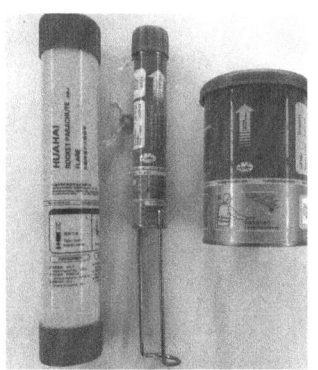

手电筒、剪刀、哨子、开瓶器、海锚。

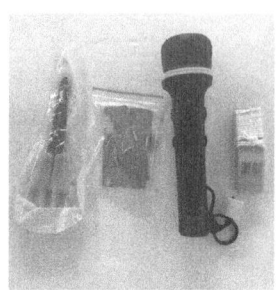
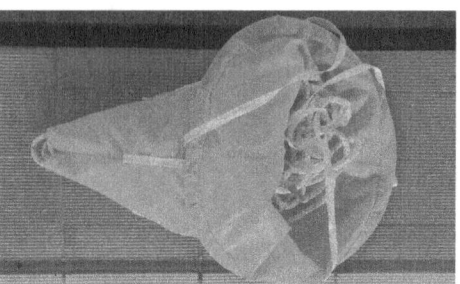

污物袋。

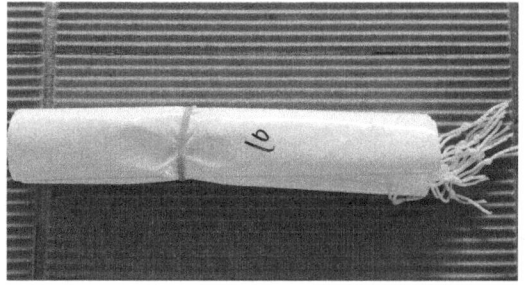

雷达反射器。

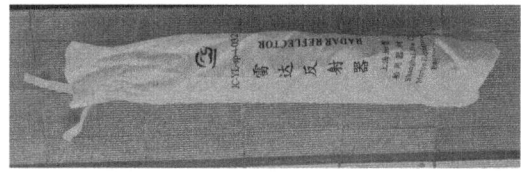

可浮桨。

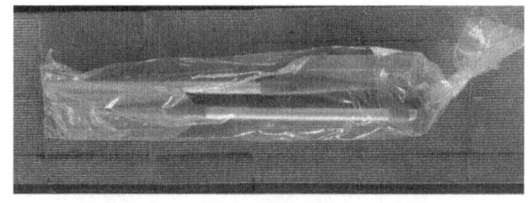

第五章　登筏待救

当直升机通过浮筒成功迫降到海面后，机上乘员应保持冷静，在机组人员的指挥下，有序地从直升机内撤离到救生筏上进行海上求生行动。

救生筏在充气时一般会正浮在水面上，但有时因受到海浪或风的影响，充气后会以底朝天的形式倾覆在水面上，需要遇险者将救生筏扶正。

第一节　扶正倾覆救生筏

（1）落水人员先接近救生筏，抓住救生筏的救生绳，移动到充气钢瓶处。

（2）将充气钢瓶移动到下风处，从充气钢瓶处爬上救生筏，双脚叉开，踩在下浮胎上。

（3）用手抓住救生筏扶正带，身体向后仰，利用身体和充气钢瓶的重量，以及风的作用，迅速将倾覆的救生筏扶正。

（4）扶正倾覆救生筏的过程中，抓住救生筏扶正带的手绝对不能放开，要一手一手地快速"盘"到救生筏扶正带的另一端。

（5）救生筏扶正后，会把翻筏者压在筏底下，这时候翻筏者不能放开救生筏扶正带，否则翻筏者有可能被压在筏底下出不来而窒息死亡，或者出来后救生筏被风吹走，翻筏者应再多"盘"几手，就可以从救生筏扶正带的另一端露出水面，然后抓住救生筏外的扶手索，即完成救生筏扶正。

| 飞行员涉水逃生 |

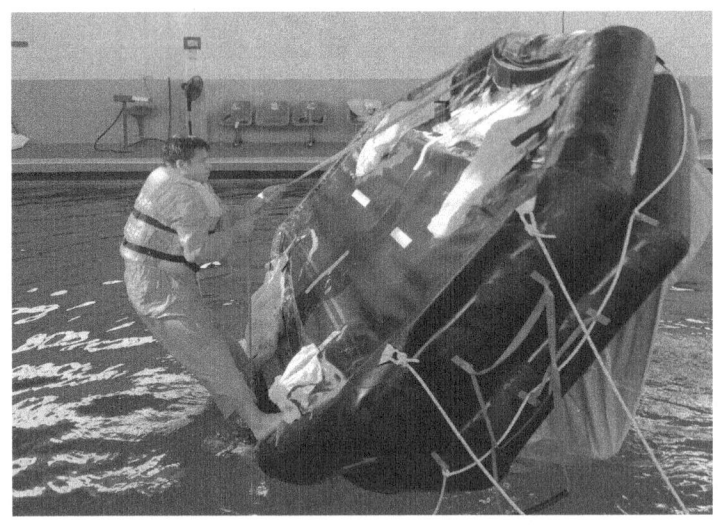

第二节　登上救生筏的方法

（1）先抓住救生筏的扶手索，找到登筏软梯。

（2）脚踩最下面一格，手抓最上面的登筏抓手，站立身体，并贴紧救生筏。

（3）每一步只登上一格软梯，身体逐步向救生筏内倾斜。

（4）头部先伸进救生筏内，最后用力让自己滚进救生筏。

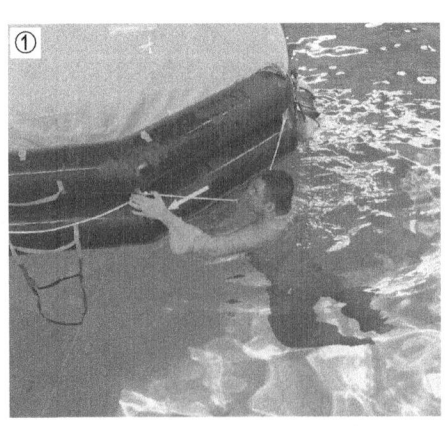
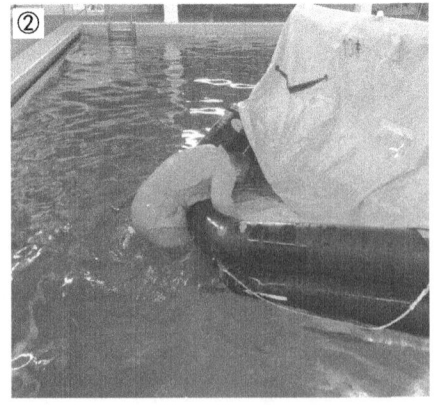

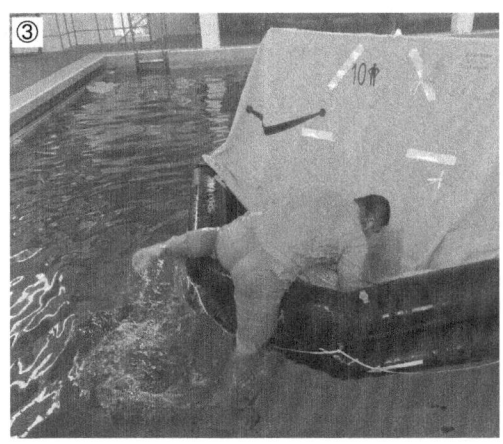
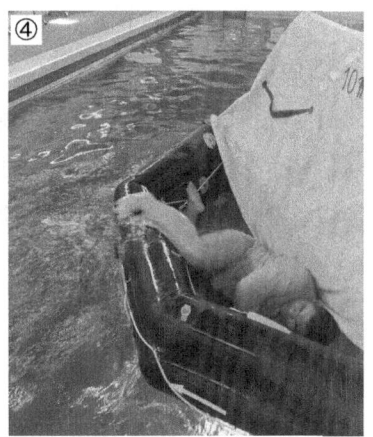

第三节　积极营救落水者

人员登筏后应仔细搜索海面，吹响哨笛，在夜间应同时打开手电筒和筏顶灯招引落水人员，若发现水中有人，应立即靠近并抛出带有浮索的救生浮环，进行营救并尽快协助其登筏。

（1）从落水者下风或上流接近。

（2）抛出连着救生索的救生浮环。

（3）落水者将救生浮环套入手臂中，筏上人员缓缓地收回救生索，将落水者拉到救生筏旁边。其他落水者要尽快抓住已套上救生浮环的人，一起被拉回救生筏旁边。

（4）接近救生筏后，所有人应先抓住救生筏周围的扶手索，逐个有序地登上救生筏。

（5）落水者因力量不足无法爬上救生筏时，筏上人员应帮助落水者登筏，方法如下。

①单人法：筏上人员跨坐在筏边，用力拉住落水者救生衣的肩膀部位，帮助落水者登上救生筏。

②双人法：两人跨坐在筏边，抓住落水者救生衣肩膀部位，先将落水者稍稍往

上提，将落水者按到水下，然后利用浮力迅速往上提，自己顺势往筏内倒并将落水者拉进筏内。

（6）登筏时切勿集中在筏的一侧。

（7）夜间应开启示位灯或打亮手电筒，吹哨子以联络其他落水人员。

（8）各种救生信号弹应在有可能被发现的时候才使用。

第四节　救生筏上的行动

登上救生筏后，机长自然成为直升机涉水遇险求生的最高指挥官。其安排工作如下。

（1）所有人员尽快服用晕船药。

（2）尽快抛出海锚增加筏的稳定性，减缓漂移，保持筏位，尽量将救生筏保持在遇险位置附近，便于来往船舶以及前来营救的船舶或飞机及时发现。尽量使两个救生筏与迫降在海面上的直升机相互连接在一起，可以相互支持，并扩大目标，有利于营救。有风浪时两者连接间距不少于 20 米。

（3）取出救生筏内的求生手册，宣读各项规定、纪律、要求，学习筏上须知。

（4）应使所有乘员对艇筏的结构、设备情况有全面的了解，以便更有效地使用。

（5）应使筏内人员熟悉各种信号设备的使用方法和使用的适当时机。

（6）安排值班人员，保持 24 小时不间断值班。

（7）填写筏日志，内容包括平台名称、遇险日期、时间、位置、气象情况、幸存者名单，还应记录筏内人员的体力情况、食物和淡水的分配以及淡水获取等情况。

第五节　海上待救

为使筏中的生活井然有序，保证安全待救，必须建立筏内值班制度，基本要求如下。

（1）值班人员职责。当筏内人数足够时，应采取内外双观察者的部署：每班两人，每次 2 小时，一人负责内部勤务，另一人负责外部观察，除重伤员外，应由全体人员轮流值班，保持 24 小时值班制度，其余人员应保持休息状态。若筏上人数不足，则必须保持一人值班，同时负责瞭望和内部勤务工作。

（2）内部观察者任务：及时发现各种危险情况，及时修补筏，保证筏内的干燥，注意通风、保暖和筏内卫生，分发食物和淡水，照料好所有人员。具体工作如下。

①每隔 1 小时检查人员的身体健康状况，并做好记录。发现有人呕吐，用清洁袋给呕吐者装呕吐物，估计呕吐物的量并做好记录，并适当补水。

②统一保管好饮用水及食物，若达到逃生后 24 小时，开始按规定发放饮用水及食物。

③当有降雨时，要及时组织全体人员收集雨水。

（3）负责外部瞭望者要及时发现前来搜救或过往的船舶和飞机，并马上向机长报告，及时发出相应的求救信号。发觉水面上有遇险者要马上进行救援。瞭望周围的情况，包括天气、海洋、生物等。

（4）发现其他救生筏时应主动集合，将两个救生筏连接在一起。

第六章　水中行动

在海上发生遇险事件时，尽可能不要落入水中，一旦落水，应尽快登上救生筏。如果没有救生筏，落水者在水中一定要尽可能地避免体温流失，延长在水中生存的时间，争取最后获救。

统计数据表明，海上遇险者由于低温而被冻死的人数不低于溺水死亡人数。

第一节　体温对生命的影响

1. 人体在水中可以浸泡的时间

水温	人体浸泡于水中预期可生存时间
低于 0 度	少于 15 分钟
0～2 度	少于 45 分钟
2～4 度	少于 1.5 小时
4～10 度	少于 3 小时
10～15 度	少于 6 小时
15～20 度	少于 12 小时
超过 20 度	不定（视疲劳情况而定）

2. 人的体温与临床症状

体温下降到 35℃ 以下，低温昏迷。

体温下降到 31℃以下，失去知觉。

体温下降到 28℃以下，血管硬化。

体温下降到 26℃以下，已经死亡。

在水中，水的导热系数是空气的 25 倍，人体的热量会很快被低温的水吸走，使身体体温迅速下降，遇险者最终由于身体过冷而死亡。因此，保持体温是水上求生者最早遇到的困难之一。

第二节　保护体温的方法

在水中保护体温的要点

（1）尽量多穿衣服（保暖、防水），扎紧袖口、裤脚。

（2）最外层穿上救生衣（寒冷地区穿防寒救生服）。

（3）避免直接落入水中。

（4）一旦落水应尽快登上救生筏。

（5）如果无法登上救生筏，应避免不必要的游泳，在水中做个人保暖姿势或集体保暖姿势，以减少体温的流失。

（6）一旦获救，设法保暖并保持干燥，不可饮用含有酒精的饮料。

在水中待救时，不论身体的温度是多少，也不应试图通过活动来增加身体的温度。一般的常识认为，通过活动身体，可以增加身体的温度，可以起到保暖的作用。但在水中却禁止这样做，因为在水中，身体是没有任何补给的，所有的能量就只有来自身体内的储存，发出的热量越大消耗的能量就越大，最后会因能量储存枯竭而死亡。另外，在冷水中活动身体时，身体周围的水会快速流动，冷水会更快地带走身体的热量，当冷水吸收的热量比发出的热量更大时，身体会更快地降温。

因此，在水中应保持不动，采用保暖姿势，保持体温。

第三节 水中保暖姿势

水中保暖姿势分个人保暖姿势和集体保暖姿势。

1. 个人保暖姿势动作要点

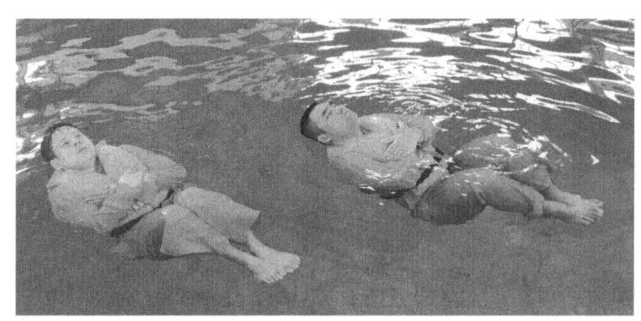

（1）两手轻轻抱住救生衣，使救生衣的浮力保持平衡。双腿弯曲，保持静止，落水者就能长时间漂浮在水面上。

（2）夹紧身体各关节部位，避免静脉血管暴露在冷水中，尽可能地收缩身体，减少身体与海水的接触面积，减少体温的流失，延长在水中生存的时间。

2. 集体保暖姿势动作要点

（1）所有落水者应尽快集结在一起，手挽手围成一圈。收拢双腿，抬头仰望天空，静待援救。

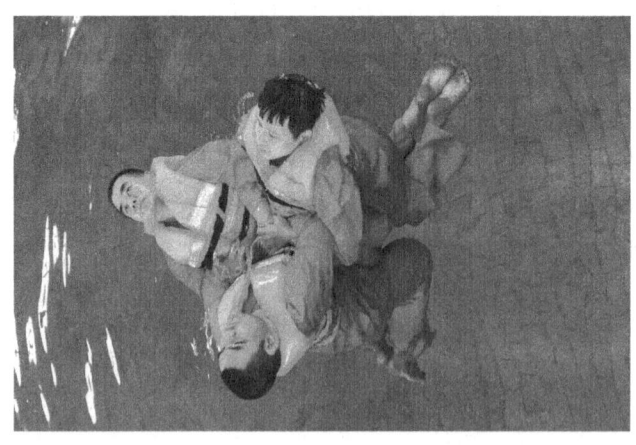

（2）受伤或体弱者进入圆圈中间，强壮者留在外圈，每个人都要手挽着手，不断地向中心收缩，注意中间人数与外圈人数的比例，圆圈内尽量不留空间，以减少体温流失。

集体保暖姿势比个人保暖姿势能更好地保持体温，特别是能保护好伤病者。遇险者集结在一起可以相互鼓励，增强获救的信心。个人保暖姿势可能会因风浪的影响而不停翻滚，集体保暖姿势则可以抵抗风浪，减少不必要的动作。集体保暖姿势还扩大了可视面积，更容易被救援人员发现。

第四节 水中游泳姿势

一旦发现可以登上的救生筏、漂浮物、陆地等，遇险者可以采用反蛙泳或人龙游泳的方法进行游泳。

1. 反蛙泳

反蛙泳可以充分利用救生衣的浮力，节省体力，在游泳的过程中还可以减少呛水的机会。

（1）仰卧在水中，脑袋尽量向后仰，眼睛尽可能地看自己的头发。

（2）双手伸直，举过头顶划水，同时双脚蹬水，划水幅度要大，频率要慢。

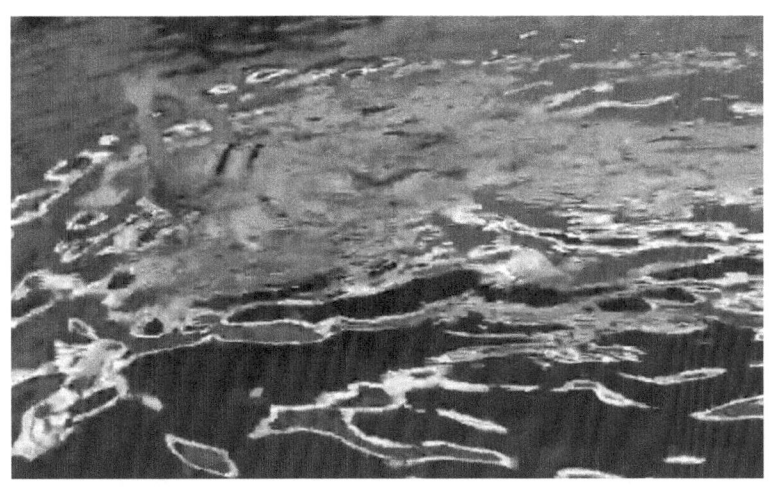

2. 人龙泳

人龙泳阻力小,节省体力,抗风浪强,可以将不会游泳及受伤者一起带走。

(1)前面的人用腿剪刀式夹住下一个人的腰。

(2)前面的人游泳能力较强,将不会游泳的人放在中间。

(3)以反蛙泳方式只用手部划水,划水时幅度要大、频率要慢。不划水时应将双臂抱在胸前休息,以减少阻力。

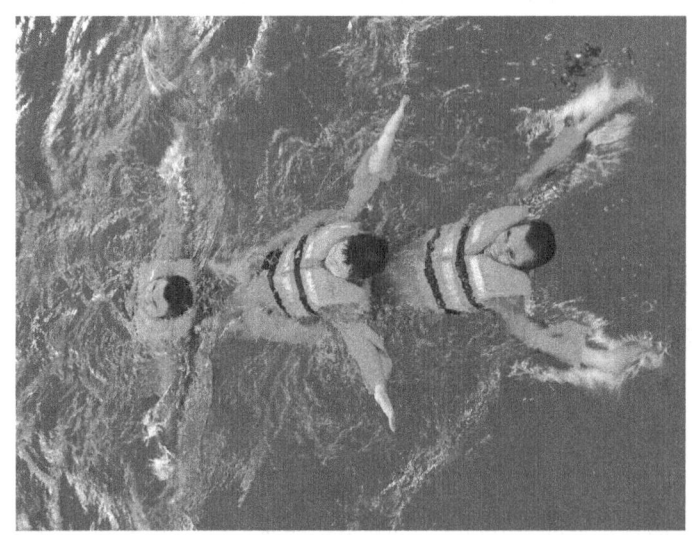

第七章 淡水

第一节 淡水的重要性

淡水和食物是维持生命必不可少的基本物质，相对而言，淡水又比食物更为重要。淡水之所以对人类的生存很重要，是因为人类在缺乏食物的情况下，如有适当的淡水补充，即使缺乏食物人还可能会生存一周甚至更长时间，如果缺水，人仅能维持3天至4天的生命，因此对于生存来说，淡水比食品更加重要。

当身体缺水时，吃进去的食品就不能被消化吸收，身体内的糖分也不能转化为能量，更加不能燃烧身体内的脂肪，人就会出现低糖症状，全身无力。当身体缺水程度超过体重的2%时，会出现口干舌燥、尿量减少的现象；缺水超过体重的6%时，会出现头晕、心慌烦躁；缺水超过体重的7%至15%时，会出现中毒性休克和意识丧失；缺水超过体重的20%后，就会危及生命。

一个普通的成年人，在一般的条件下平均每天要排泄2500毫升的水。因此，人体组织应及时补充水分来保持体液平衡，使生命得以维持。

在海上求生中，体内水分流失的途径主要有排尿、排汗、呼吸、呕吐、出血、烧伤等。

第二节 减少人体内水分流失的方法

在没有充分淡水补充的情况下，为保持体内液体平衡，减少体内水分流失，延长生存时间，争取获救，在海上待救过程中，遇险者应尽快采取以下措施减少体内水分流失。

（1）及时服用晕船药，防止晕船呕吐。呕吐实际上是吐出体内大量宝贵的水，并且可能引起其他人呕吐，造成恶性循环。

（2）及时治疗外伤和烧伤。如果没有皮肤的保护，体内水分会快速地从伤口处流失。

（3）按配备的食物有计划地定额食用，以减少额定外水分的需要。因为身体内需要有足够的水，才能分解食物。

（4）夏季酷热，白天可将衣服弄湿，日落前晾干。把筏顶棚遮布弄湿，筏底气室不充气，降低筏内温度，注意通风，减少出汗。

（5）避免太阳直晒，如非必要，不要游泳。

（6）平静休息，避免运动，尽量不要消耗体能。

第三节 淡水的分配和使用

淡水的分配和使用

（1）遇险者在第一个24小时内不需要饮水和进食，从第二天开始每人每天饮用0.5升淡水，每次零星分散饮用，一般每次分配100毫升，将水含在口中停留一小段时间将口腔内湿润后再慢慢吞下去，每次间隔一定时间，伤病员可适当多喝水。

（2）救生筏上一般按每人配1.5升的淡水，可供四天使用。所有这些淡水均需按照每人每天0.5升的最低限度配备。只有伤病员在最初的24小时内因伤病需要补充水分时，才可适当给予补充。

（3）如遇险第三天还未能获救，剩余的淡水从第四天开始减量分配，最低可分配到规定的一半。

第四节　淡水的来源

除救生筏固定配备的淡水外，遇险者还可以通过四个方面来增加淡水的来源。

（1）逃生时，尽可能将机舱内的瓶装淡水包括空瓶子带出机舱。这种瓶装水非常宝贵，不但可提供淡水，而且还能浮在水面上，为遇险者提供浮力。

（2）可利用救生筏收集雨水的装置收集雨水，利用一切能装水的容器进行储水，如桶、瓶子、塑料袋，甚至帽子等，如果降雨量很小，可用布料或衣服让雨水湿透，通过拧绞储存到容器中。同样可用此方法收集露水。

（3）捕捉鱼类或其他海洋生物，海洋生物的体液，是一种可以作为淡水的代用品，鱼肉可以切成片放在干净的布中包好拧绞，从布中流出来的液体即可饮用，应注意的是捕捉到海鱼后应立即进行拧绞，以免水分迅速蒸发。

（4）海水淡化，主要有物理和化学两种方法，物理法是用太阳能蒸发器来制取淡水，其工具结构简单，效果良好，但易受天气的影响；化学法虽然不受天气影响，但筏内配备的药剂有限。

第八章　食物

饥饿是遇险者在求生过程中遇到的另一个困难。虽然它没有因缺水所引起的后果严重,但也是不可忽视的一个问题。由于没有食物补充而引起的饥饿,最初反应不大,只是感觉饥饿而已,但如果持续下去,人体对食物的真正需求没有得到补充,则会使体重减轻、因低糖而肌肉乏力,经长时间漂泊和饥饿后,就会出现血液酸化,精神受到严重创伤。虽然有人认为只要有充足的水,不吃食物仍可活一定时间,但对于每个遇险者,每天仍需摄入500卡的热量才不会感到饥饿,每天补充1000卡热量则可以维持体力。

第一节　救生口粮

救生筏上配备的应急口粮是一种单个包装的压缩饼干,每份饼干都含有必需的营养成分——蛋白质、脂肪和糖类,并且按照最佳比例配制,但救生筏内所配粮食仅能维持有限的海上生存时间。因此,只有通过在海上获取食物,才能延长生存时间。

第二节　食物的分配

遇险24小时后开始分配食物,每日三次,按日出、日中、日落分配食品。如无特殊情况,不得超额发放食品。分配食品两天后仍未获救,第三天起则相应减少食品的分配量,最少可减至规定食品量的二分之一。如果没有淡水则应控制进食量,特别是高蛋白食物,以免过多消耗体内水分。

第三节 增加食物来源

1. 钓鱼

利用筏上的钓鱼工具进行钓鱼,钓到的鱼应马上食用。在淡水不够的情况下不能吃太多的食物,身体内必须有足够的水才能将食物变为能量。

2. 获取海藻类食物

海藻是比较好的食品,海藻、海带、海草等海洋藻类,一般可以直接食用,而且海藻含有大量水分,一般可将海藻上的海水甩干,直接食用。

3. 捕捞小鱼和浮游生物

利用衣服或其他布料制作成网,放入海中,可以捕捞小鱼和浮游生物。

4. 捕钓海鸟

所有的海鸟都可以食用,捕捉海鸟的方法是将鱼钩藏在鱼内脏或小鱼做的饵内,然后将钓饵绑在泡沫上,浮于水面诱捕海鸟。

第四节 辨别食物的安全

海上鱼类一般都可以食用,但只食用鱼肉,不吃内脏。海洋里极个别的鱼含有毒素,在热带海域中没有正常鱼鳞且带有刺的鱼,或硬毛或有尖棘的鱼可能有毒,身体自带黄色或橙色的鱼需特别小心,尽量不要食用。

第九章　鲨鱼出没水域的行动

当遇险者在水中看到鲨鱼时，第一时间必须明白，自己已经无法逃脱，也不能硬拼，除非有武器。唯一能做的是让鲨鱼对你不感兴趣而离开。

鲨鱼从来没有见过人类，如果你逃跑，不管你游得多快，在鲨鱼眼里，你就像一条受了伤、游得很慢的海豚（海豚游动的速度最快可达 50 公里/时）。而受伤的海豚是鲨鱼最爱吃的。

经调研，很多见过鲨鱼的潜水者总结了以下几点。

（1）一个人时，应面对鲨鱼，眼睛盯着鲨鱼，手脚张开，身体直立在水中成大字形，鲨鱼对陌生的、比它头部还要大的动物比较谨慎。

（2）人多时，应手挽手，反向围成一圈，可以 360 度观察鲨鱼，保持不动，尽量不引起鲨鱼的注意。

（3）始终穿好衣服和鞋，特别是救生衣，鲨鱼最讨厌橙黄色，因为橙黄色是警告颜色。

海里有剧毒的海蛇或其他有毒的生物都带有橙黄色，橙黄色海蛇的毒性对鲨鱼的杀伤力非常大，而鲨鱼也尽量对这种蛇敬而远之。所以在条件反射的情况下，鲨鱼一般会对橙黄色很敏感。

人类发现这一现象后，对潜水工具做了颜色调整，可以比较有效地防止鲨鱼的攻击，从而减少伤害。

第十章 荒岛生存待救

在海上遇险，尤其在海岸或岛屿附近遇险，遇险者有可能会漂流到荒岛上。此时，我们应该尽量利用现有的一切设施、工具、属件等物品在荒岛上维持生命，生存下来，直至有机会等到援救人员的到来。

第一节 安全登陆和居住

荒岛周围可能有坚硬的礁石，故应尽量避免筏在礁石附近靠岸，防止造成筏的破损或人员伤亡。在相对平缓的海滩将筏拖上岸。

如果在登陆时救生筏损坏不能使用，也要把所有的散片拉上岸，以备不时之需。登陆后应在岛屿上寻找一个能够遮风避雨的石洞或向阳的低谷，或其他相对安全可以避难的场所安扎下来。气胀救生筏，可以改造成一个温暖、舒适的小屋。

第二节 寻找淡水

要维持生命，水比食物更为重要。因此，居住在荒岛上最重要的任务就是寻找可供人类安全饮用的淡水。在荒岛上取用的任何淡水，必须经过谨慎的测验，可先用舌头尝试味道，如果该水又咸又苦，则不可饮用。已发现且通过测验的水，还需谨慎使用，个别人先少量试饮用，经过 8 小时左右，如无任何异常后，方可逐步推广饮用。

如果短时间内找不到河流、水塘等清洁水源，则应挖掘地下水源。一般应在离海岸不小于 50 米的沙丘下挖掘，当挖到表层水后，再下挖 30 厘米左右，即可做水质试验。对于挖掘的取水井，应在其四周用岩石堆砌，防止倒塌。

另外，可收集各种天然水，如雨水、露水等作为饮用水。也可用动物的血或肉汁，还可以利用植物的叶子、根茎、果子、种子、花等中的水分来补充身体所需的水分。

用蒸馏的方法将海水淡化，可取得比较纯净的饮用水。

第三节　寻找食物

尽可能利用自然界的一切可食用的生物作为替代食物。海洋生物中的海藻、鱼虾、贝类，动物中的飞禽类、兽类及它们的蛋，植物中的果实、根茎、花、叶子均可作为食物。

但是，对于食物如果不能确认是否对人有毒，必须先进行试验，先吃少量食物，等待 8 小时后如无异常，则可以酌量增加，最终确认安全无异常后，才可按常规食用。

第四节　生活和行动

荒岛是渺无人烟的地方，或满目苍凉，或鸟兽众多，因此在荒岛上生存，外出活动以集体行动的方式为最佳，行走路线须加标记，以免迷失方向。在森林中行走时，须准备自卫的工具，如刀、棒等，忌夜间行走。在热带区域，白天行走要防止因烈日暴晒和高温而中暑。因此，适当的避凉工具和厚底鞋是必要的。

荒岛求生需尽可能利用一切可以利用的东西，从筏上带下来的所有用品往往是非常宝贵的资源，有意想不到的作用。水手刀可以切、割、削，甚至可以作为悬挂用的钩子；老花眼镜可以聚光取火；别针及尼龙绳可以用来钓鱼；绳网可以用来诱捕鸟兽等。总之，人类社会所有的物品，在无人区可能都是非常宝贵的。要充分利用人类的智慧，才能在荒岛上生存下来。

第五节　求救信号

荒岛生存是临时性措施，主要是使搜救人员或过往的船舶和飞机发现遇险者，因此，联系信号非常重要。

（1）利用救生筏上的各种求救信号，如火箭降落伞、火焰信号弹、手持火焰信号棒、漂浮烟雾信号弹等，可根据说明书使用，但必须是在有可能被发现的情况下才可使用，否则浪费信号资源等于失去救援机会。

（2）白天可用潮湿植物燃烧使其发出浓烟，使救援者在较远的地方可以看到；夜间可用干燥的燃烧材料烧出火焰，在较远的地方也能被发现，在沙滩上用石头、植物摆成"SOS"字样，以便过往的飞机发现。

第十一章　饮用海水与尿液的危害

海上求生原则上禁止饮用海水。尽管对于饮用海水会加速死亡的观点众说纷纭，但饮用海水引起的口干、导致脱水、破坏肾功能加速死亡的事例却屡见不鲜。具体说来，虽然海水中含有人体所需的氯化钠（食用盐），但也含有氯化镁、硫酸钠等其他化学物质，这些化学物质使海水变得苦涩，食用氯化镁后会引起腹泻或其他疾病。另外，人们的肾脏也不能排出高浓度的盐分，肾脏是人体对有毒物进行新陈代谢的排泄器官。根据肾功能的中毒程度，要求各种微量元素保持在安全限度内，才能保证人体的健康状态。肾的排泄浓度不能超过2%，但海水的含盐量却达到了3.5%。即如果饮用100毫升的海水，就要额外补充75毫升的淡水才能把海水稀释到2%，这时肾的排泄量为175毫升，那么额外的75毫升淡水就来自人体内，这时身体机能会自动把人体细胞内和细胞周围的水抽出，补充到肾的循环系统中，这样人体就会产生脱水现象，海水喝得越多，人体内的脱水现象就越严重，如同河水干涸了，鱼就会搁浅在河床上。另外，饮用海水还会出现神志不清、精神错乱等症状，一旦出现这种情况就会存在死亡的可能性。

尿液同样禁止饮用。在遇险者饮水量减少的情况下，会出现尿液浓度越来越大，盐分越来越高，毒性废物含量越来越高的情况。饮用此种尿液，饮用者会出现恶心、呕吐，体内水分流失加快，口渴感更为强烈，尿素浓度更高，同时会破坏肾脏功能，最终使遇险者加速死亡。

第十二章　接受救援

海上救生中只要被发现，就意味着遇险者马上可以脱离险境了，在周围搜寻的救援船舶和直升机会很快赶到增援。待救人员在接受救援时，要绝对服从机长的指挥，严格遵守秩序，严禁争先恐后，以免造成不必要的伤害或者不应有的损失。

第一节　直升机救援

1. 水上救援

（1）直升机下放救生吊带。为避免吊升设备带有静电与人体产生放电现象，每次吊升前，应先将吊具接触海水放电后，遇险人员方可抓握吊升设备。

（2）水上遇险人员需将救生吊带套入自己双肩腋下位置，吊带围在救生衣外，吊带安全扣拉向前方对准鼻子的位置。

（3）调整好吊带位置，做好吊升前准备，举起手臂，四指紧握，拇指朝上，发出起吊信号。

（4）吊升后，被起吊人员切勿试图用手抓住吊升绳索，否则会因为力量不足而从吊带内掉出来。被吊升者应用腋窝夹紧吊带，双臂放下，用手抓紧自己大腿上的裤子。

（5）吊升的过程中，双手始终抓紧裤子，不要试图用手去抓任何东西，绞车会上升到最高点后，平移到机舱内，最后将遇险者轻放在机舱内，遇险者成功脱险。

（6）机长最后一个吊升脱离险境。

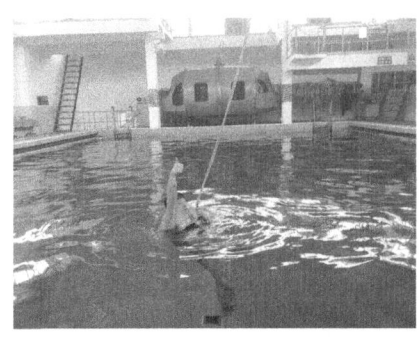
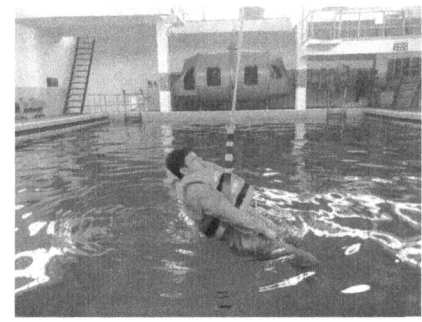

2. 救生筏上救援

（1）直升机在救生筏上空悬停时，由于受到直升机向下气流的冲击，救生筏可能会倾覆。因此，救生筏上人员应聚集在救生筏的中间位置，保持救生筏的平衡，直至全部人员被吊升为止。

（2）待救人员在接受救援时，要绝对服从机长的指挥，严格遵守秩序，严禁争先恐后，以免造成不必要的伤害或者不应有的损失。

（3）为便于直升机驾驶员判断救助现场风向，救生筏上人员应设法举起旗子或衣服，并使其随风飘扬。

（4）所有被吊升人员勿穿戴宽松的衣物、帽子、头巾或者遮盖未经捆扎牢固的毛毯等物品。

（5）为避免吊升设备带有静电与人体产生放电现象，每次吊升前，应先将吊具接触海水放电后，遇险人员方可抓握吊升设备。

（6）遇险人员需将救生吊带套入自己双肩腋下位置，吊带围在救生衣外，吊带安全扣拉向前方对准鼻子的位置。

（7）调整好吊带位置，做好吊升前准备，举起手臂，四指紧握，拇指朝上，发出起吊信号。

（8）吊升后，被起吊人员切勿试图用手抓住吊升绳索，否则会因为力量不足而从吊带内掉出来。被吊升者应用腋窝夹紧吊带，双臂放下，用手抓紧自己大腿上的裤子。

（9）机长最后一个吊升离开救生筏，吊升前应将救生筏上的示位灯/示位标关闭，以免过往船只和飞机误判。

第二节　船舶救援

救援船舶会在救生筏或落水者的上风处靠近，将船舶横向迎风浪停住，使救生筏或落水者处于较平静的海面，利用风压向遇险者靠近，这时海上遇险人员应主动靠近船舶的下风处，在海面待救。

当救援船舶靠近时，救生筏应收起防漂移海锚，用桨使筏向船舶靠拢。

尽快抓住船舶上抛来的救生浮环，筏上人员应将救生浮索绑在救生筏上，落水人员将救生浮环套在手臂上。船舶上的救援人员缓缓地收回救生浮索，将救生筏上的人员或落水人员拖至船舷边。

登上大船时的注意事项。

（1）遇险者接近救援船舶时，救援船应尽快下放安全带，安全带需用足够长的救援绳索连接。

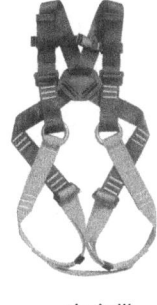

安全带

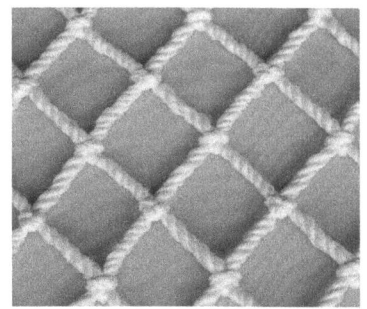

救生网

（2）在大船舷侧放下救生网，其下端尽可能放入水中，使遇险者更容易抓住。

（3）遇险者穿上安全带后，船上救援人员应收紧救生绳索，并保持一定的张力。

（4）抓住救生网的遇险者，如已处于精疲力竭的状态，不能完全靠自己力量攀登上船，在遇险者开始攀登时，船上救援人员需同时用力拉提救生绳索，协助遇险者登上大船。

海上风浪大，落差高，遇险者经过长时间的海上待救，体力已降至极低，遇险者要登上大船并非易事。因此，遇险者和救援人员都需特别注意，争取一次成功登上大船，以免发生事故。

▰▰▰ 第三部分 ▰▰▰
微型水下呼吸器

概 述

第一章　微型水下呼吸器基础理论

第二章　微型水下呼吸器的使用

第三章　水下基本物理学

第四章　水下基本生理学及常见的疾病

第五章　常见的生理疾病及伤害

概　述

　　直升机海上迫降、坠海、翻覆属于没有任何预兆的突发事件，直升机从飞行状态到完全落在水面最多仅有几十秒的时间。飞行员必须注意力高度集中，全力控制直升机，进行一系列高难度操作，没有机会做出逃生的心理准备和身体准备。一旦迫降失败，直升机会马上翻覆，飞行员必须尽快从水下逃出机舱。

　　经过一系列紧张迫降操作后，飞行员的心率和呼吸频率都会出现过快的现象，非常不利于水下屏气，飞行员可能因为屏不住气而逃生失败。

　　如果飞行员配备一个微型水下呼吸器，并掌握水下呼吸技巧，飞行员遇险生还率将大大提高。只要能在水下呼吸，飞行员就有机会调整状态，从容地从机舱内逃生。经过专业训练后，飞行员还能具有解救机舱内其他受困者的能力。

　　微型水下呼吸器（见下图）完全可以满足飞行员水下逃生需求，其体积小、重量轻，可放置于飞行员的救生衣内，可以保障水下呼吸3～5分钟，帮助飞行员轻松地从受困机舱内逃生，并有能力帮助机舱内其他受困乘员脱困。

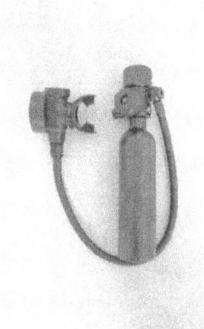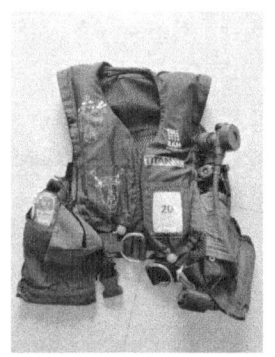

微型水下呼吸器

　　微型水下呼吸器体积小，使用方便，成本低，充气简易，维护管理简单，安全性高，非常适合作为飞行员安全逃生的装备。

第一章　微型水下呼吸器基础理论

装备介绍

常见的便携式小气瓶由铝瓶和呼吸平衡的单机调节器一起组成，一般容量为 0.2～0.5 升，满气重量为 1～2 千克，可提供 5 分钟左右的气量，或水面呼吸 30 次，方便携带，是独立的呼吸系统。

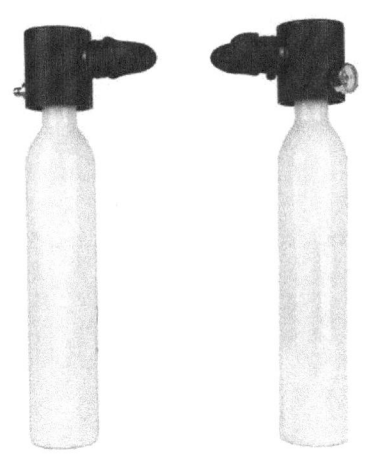

作为直升机飞行员水下逃生之用，0.5 升已经足够了。

1. 气瓶

气瓶的结构与分类。

结构：钢制、铝制（铝合金）。

钢瓶：钢制气瓶很坚硬，即使空瓶也会下沉，气体容量较大。主要缺点是保养难度大，易生锈。

铝瓶：铝合金比钢瓶软，容易碰撞和损坏。铝瓶壁面比钢瓶厚，相同气体容量要比钢瓶更大、更重。

2. 充气方法

（1）打气筒充气。

使用方法

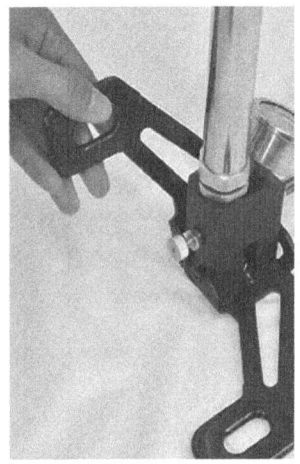

撑开折叠底座

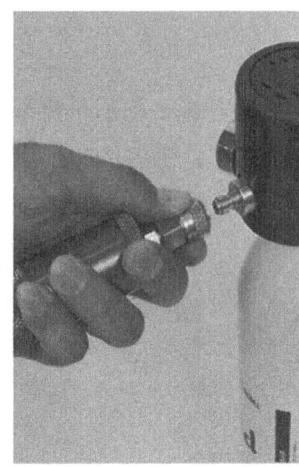

高压气筒与气瓶连接

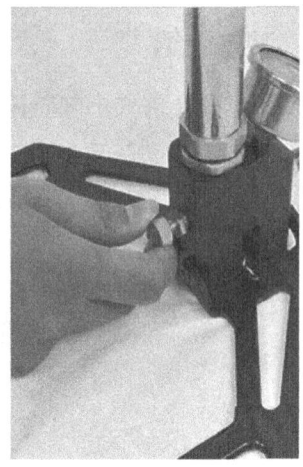

旋紧高压气筒泄压阀

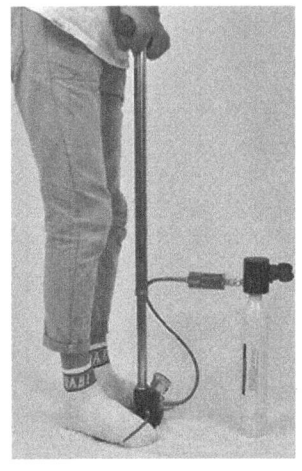

开始打气，当指针到20兆帕时，停止充气

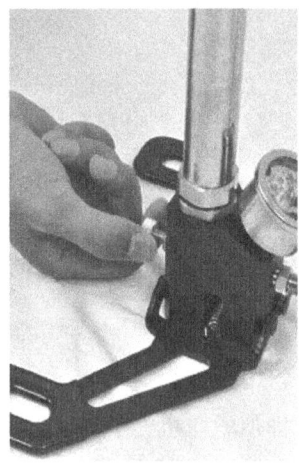

旋开高压气筒泄气阀

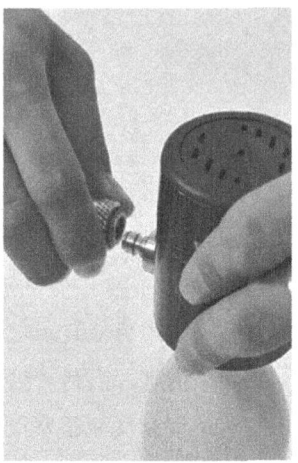

拔开气筒和气瓶的连接处，充气完成

（2）大瓶导小瓶。

使用水肺转换头，轻松大瓶导小瓶。

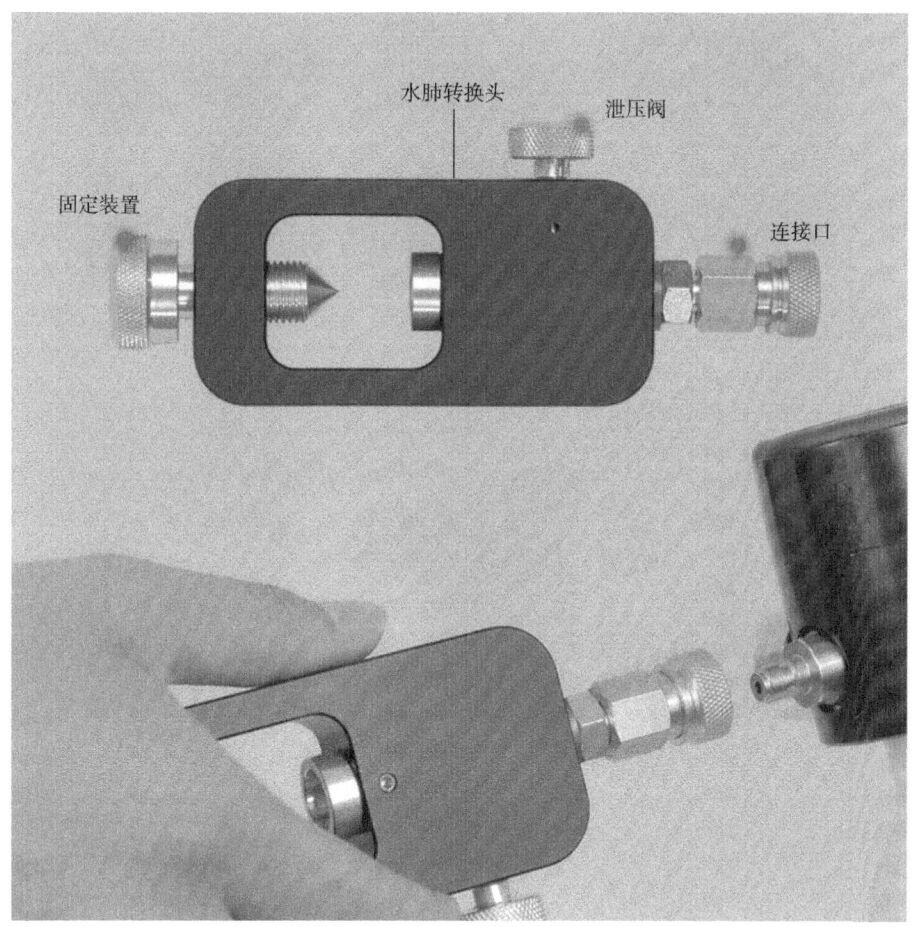

使用方法

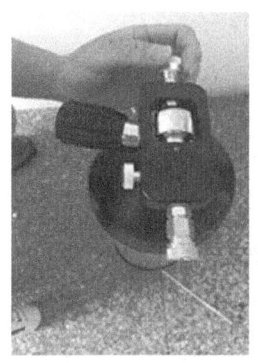
大瓶与水肺转换头如图连接

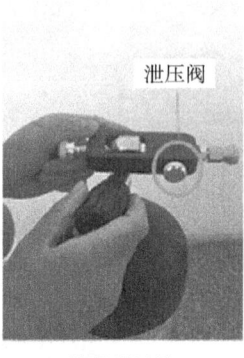
旋紧泄压阀

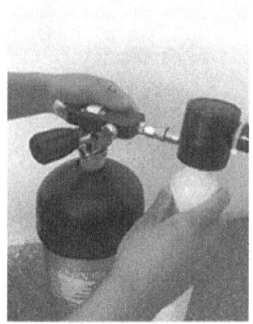
连接呼吸器充气接口

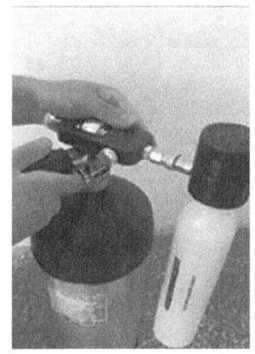
打开水肺的阀门，待呼吸器充满气体20兆帕，关闭阀门

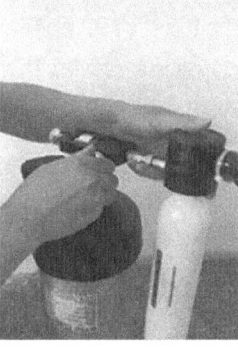
旋开水肺泄压阀泄压

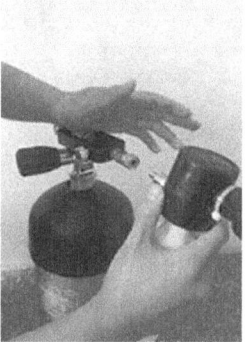
呼吸器拔出，充气完成

第二章　微型水下呼吸器的使用

通常人在陆地呼吸时，都是从鼻腔把空气吸入肺部。但在水下使用微型水下呼吸器时，小气瓶内的空气只能从嘴部吸入，鼻腔不进行呼吸。如果此时鼻腔吸入，会导致飞行员呛水，增加逃生的困难，可能会导致溺水，无法成功逃生且危及生命安全。

要正确熟练使用微型水下呼吸器，必须进行严格规范的培训，改变呼吸习惯，掌握水下呼吸的技巧，确保水下呼吸流畅、安全。

1. 呼吸及屏气训练

呼吸方式常见的有两种。

（1）胸式呼吸：胸式呼吸一般是刚刚吸入空气就呼出的呼吸方式。主要为呼吸时，空气直接进入肺部，同时胸腔会明显扩张，是比较浅且比较急促的呼吸。

（2）腹式呼吸：相对于胸式呼吸比较深。呼吸空气时，腹部有明显隆起，呼出气体时腹部下降，感觉像是腹部进行了呼吸。其实这是人体的横膈膜肌肉运动下降，腹部压力增加，胸腔能更好地扩展，能让空气进入肺底部，让更多氧气进入肺部。

在进行水下屏气训练前，在陆地上进行调整呼吸的方式可以更好地延长水下屏气时间。调整呼吸时，呼吸应该用嘴部进行短吸长呼，让氧气尽可能进入肺部，调节心跳，放松身体。

在水中进行屏气训练时，控制好最后一次呼吸的气量，第一次尽可能控制在八成左右，过多地吸入容易产生呼吸循环系统的紧张，难以让身体放松，无法延长屏气的时间，会适得其反。经过多次训练，逐步增加呼吸的气量，使身体逐步适应。

2. 基本的生理和心理训练

在屏气时，应该放松身体和进行心理调整。人体为什么会产生呼吸的欲望，很大原因是受二氧化碳的影响。随着屏气时间的增加，人体中的氧气含量减少，二氧化碳含量逐步地增加，胸口有炙热灼烧的紧绷感，横膈膜肌肉不停抽搐，会产生呼吸的欲望，从而缩短屏气的时间，通过对自身身体的适当调整，可以减轻这种症状，延长屏气时间。

（1）放松身体，可以让肌肉紧绷的状态缓解，降低身体器官的耗氧量，减缓二氧化碳的产生。

（2）心理调整，放空大脑，大脑是人体最耗氧的器官。大脑的放空可以减少氧气的消耗。

通过水中静态屏气训练，延长水中屏气时间，提高二氧化碳耐受性。适应水中静态屏气训练后，可以有序地进行水中动态屏气训练，即屏气水中游动。

（3）呼吸管训练。呼吸管是一种常见的水中辅助装备，也是现代浮潜常用的装备。呼吸管的构造比较简单，由一根类似字母"L"形的空心弯管和一个硅胶材质的咬嘴组成。呼吸管有节省体力、调节呼吸节奏、浮力调节、水面休息等作用，能很好地帮助受训人员进行水中呼吸训练。

呼吸管的使用难度较低，只需要保持呼吸管高于水面，管内就不会进水影响呼吸。如果发生进水的情况，只需用力并快速地吐出一口气，即可将水排出。

使用呼吸管入水前，必须在陆地上检查，确保其能正常使用。在水中使用时，应保持正确的身体姿势，控制浮力使身体浮于水中，让呼吸管直立并高于水面，防止水进入呼吸管内。

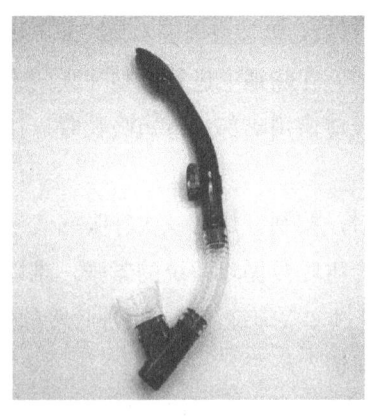

3. 微型水下呼吸器训练

完全适应呼吸管在水下呼吸后，可以手持微型水下呼吸器进行水中游动，并逐步尝试下潜。

下潜深度超过 2 米以后，会明显感觉到水下压力的变化，耳朵和额窦会产生疼痛感，此时应使用弗萨瓦氏（Valsalva）压力平衡法，即捏鼻子鼓气来完成。捏住鼻子用力向鼻子鼓气，让空气流向耳咽鼻管，依次打开耳咽鼻管，让空气进入中耳使压力平衡。

上升到水面时，由于压力平衡会自动发生，所以无须平衡。

第三章　水下基本物理学

第一节　浮力

阿基米德原理。

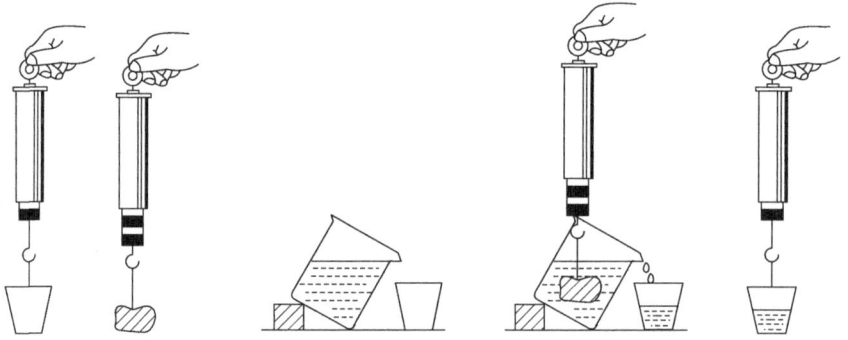

浸在液体中的物体受到向上的浮力，浮力的大小等于物体排开的液体所受的重力。

数学表达式：$F_{浮}=G_{排}=\rho_{液(气)} \cdot g \cdot V_{排}$。

浮力的有关因素：浮力只与 $\rho_{液}$、$V_{排}$ 有关，与 $\rho_{物}$、$G_{排}$ 深度无关，与 $V_{物}$ 无直接关系。

当物体完全浸没在液体或气体时，$V_{排}=V_{物}$；但物体只有一部分浸入液体时，则 $V_{排}<V_{物}$。

根据浮力表达式，在其他条件都恒定不变的情况下，因为一般海水的密度（1.02～1.07）大于淡水，所以人在海水中的浮力大于在淡水中的浮力。

第二节　大气压强

大气压强是气压作用在单位面积上的大气压力，即等于单位面积上向上延伸到大气上界的垂直空气柱的重量。气压大小与高度、温度等条件有关，一般随高度增大而减小。常用水银柱高度表示气压的大小。

压力表达式：压力 = 压强 × 受力面积（$F=pS$）。

单位：1 巴（bar）=0.1 兆帕（MPa）=14.503 磅力 / 英寸^2（lbf/in^2）=1.0197 千克 / 厘米^2（kg/cm^2）=0.987 标准大气压（atm）；

1 标准大气压（atm）=0.101325 兆帕（MPa）=14.696 磅力 / 英寸^2（lbf/in^2）= 1.0333 千克 / 厘米^2（kg/cm^2）=1.01325 巴（bar）；

对于人体来说，同样受到大气压施加于人体的作用力。因为大气压强从各个不同方向作用于同一点时大小相同，所以在生活中感受不到大气压强的存在。

第三节　水压

水的密度要比空气大，大约每 10 米深海水产生的水压可以换算为 1bar，而淡水与海水密度不同，产生的水压不同。一般海水的密度约为淡水的 1.026 倍，所以每 10.3 米深淡水才能够产生 1bar 的压力。

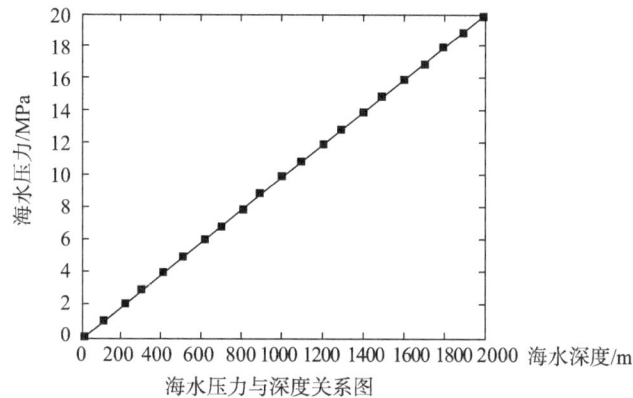

海水压力与深度关系图

第四节 气体

空气的组成：氮气（78%）、氧气（21%）、二氧化碳＋稀有气体等（1%）。

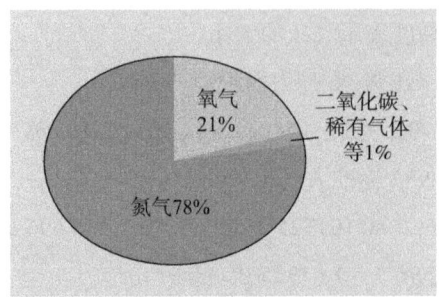

第四章　水下基本生理学及常见的疾病

第一节　呼吸系统

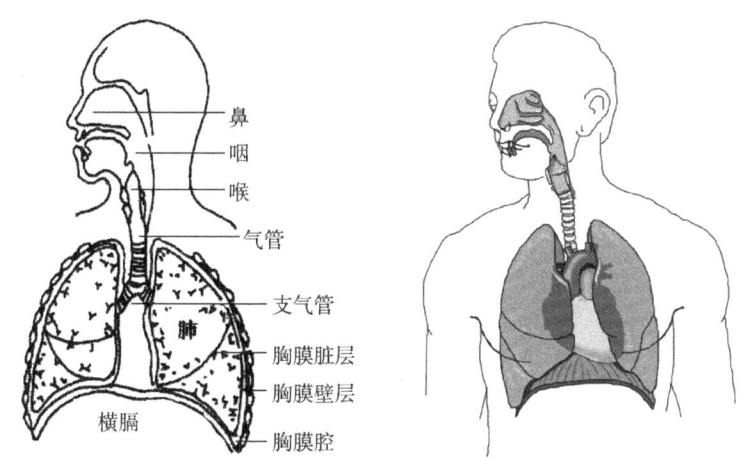

（1）呼吸系统由鼻，横膈膜，肺和气管等组成。

（2）空气通过鼻子或者嘴巴，输送到气管、支气管及细支气管进入肺泡内。

（3）在肺泡中，肺里的空气与血液之间进行气体交换。

第二节　血液循环系统

（1）心脏把血液从肺部泵压至全身，然后再回到肺部。

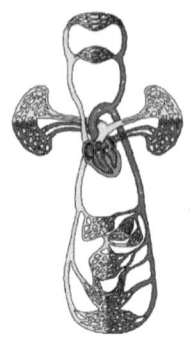

（2）血液把氧气运送到全身各个器官，氧气结合在红细胞中的血红蛋白里。二氧化碳通过溶解在血浆中被运送回肺部。

第三节　耳部

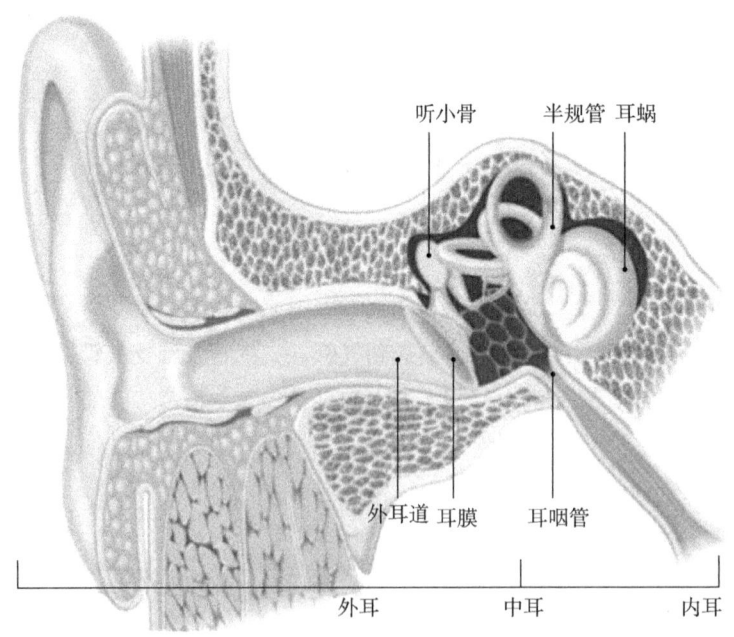

最先因为压力变化感到不适的是人的耳部，无论是在空中还是在水里。在水里压力对中耳部影响最大的两个结构分别是鼓膜和咽鼓管。咽鼓管是连接鼻咽室和鼓室的管道，是中耳通气的通道。咽鼓管是鼻咽端开口，一般在静止状态是闭合的，当做张口、吞咽等动作时会被打开，空气就可以进入鼓室，鼓室气压就能与外界环境压力平衡。如果无法达到平衡，会使耳朵疼痛。

第四节　鼻窦

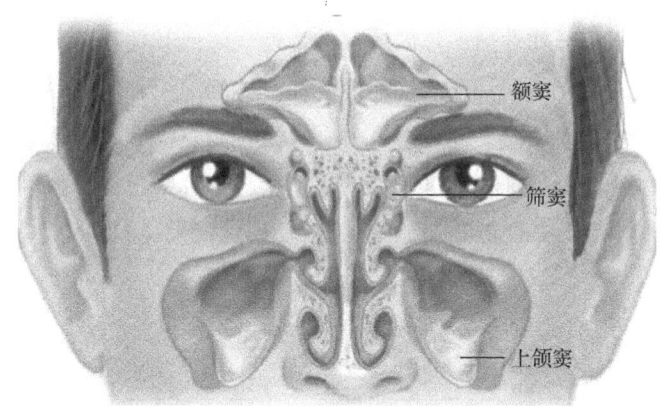

额窦
筛窦
上颌窦

鼻窦，为鼻腔周围颅骨（额骨、蝶骨、上颌骨、筛骨）内的含气空腔的总称，均有窦口与鼻腔相通。鼻窦左右成对，一共有四对：蝶窦、额窦、筛窦、上颌窦，均借狭窄的通道与鼻腔相通。当鼻窦因为某些原因（息肉、肿胀等）通道堵塞，使气压发生变化时，可能会形成压力伤害。

第五章 常见的生理疾病及伤害

第一节 减压病

减压病是由于高压作业后,体内溶解的惰性气体或其他气体由于外界压力快速降低而膨胀、脱离液化状态,形成气泡溶解在身体的组织和血液中所致的全身性疾病。一般常见的症状有皮肤发痒,严重时会导致全身发痒有刺痛感,起红白大理石样的斑。呼吸系统主要特征为胸部的堵塞感,会导致呼吸急促,胸口疼痛,不能进行深呼吸。中枢神经系统的症状是肢体会有麻痹感觉、大脑反应迟钝等。

第二节 低温症

如果人体长期浸泡在海水(或淡水)中,由于一般海水(或淡水)长期温度低于人体正常体温(平均正常体温为36～37℃),热量供给不足而导致人体温度下降。当体温低于35℃时,可能会导致死亡。体温下降的速度通常取决于三个条件:水的温度、是否穿着衣物和自救的方法。

热量流失最快的三个地方:头部、腋下、大腿内侧。

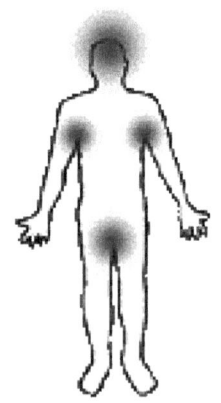

第三节　哺乳动物潜水反射

潜水反射是生物浸入水中时都会激发的一种身体现象，以帮助提升潜水表现（如屏气时长和下潜深度）。一般来说，所有呼吸空气的脊椎动物均有一种天生的潜水反射。这一特性在水生哺乳类动物们身上体现得尤其明显，常见的如鲸、海豹、海豚等。潜水反射常见表现为身体末梢血管收缩、心率下降等，以及通过将血液重新分配到核心器官来降低耗氧。

第四节　压力伤害

通过学习前面的水下物理学和水下生理学知识，了解在水下可能会遇到压力对人体的伤害，常见的有耳朵内部挤压、鼻窦挤压、肺部挤压伤害等。一般情况下，肺部挤压是非常罕见的，稍加留意基本不会发生此种情况。

1. 对耳朵

水下压力对耳朵影响最大的部位是中耳，即鼓室和耳咽管。由于水压会压缩中耳内的气体，从而压迫着鼓膜，导致人员在水下产生耳部疼痛。如果不采取弗萨瓦氏（Valsalva）压力平衡法，坚持继续增加深度，会造成内部血管膨胀，严重者会血管破裂、耳膜穿孔等。

2. 对鼻窦

一个身体健康的人，鼻窦的四对含气腔窦和鼻腔是相通的，在使用弗萨瓦氏（Valsalva）压力平衡法时，可以同时把耳压和鼻窦内气压进行平衡，无须采取其他做法。但是，因为一些特殊的原因（感冒、鼻炎、鼻息肉等），会造成鼻窦内部通道堵塞，就有可能造成压力伤害。

3. 对肺部

正常情况下肺部挤压受伤的概率非常低，无须恐惧，但仍需注意。当手持小气瓶进行水中游动时，绝对不能为节约气量而边呼吸边屏气。绝大多数的肺部伤害，都是因为屏气或者是上升速度过快而导致的。常见的肺部伤害有皮下气肿、气胸、横膈膜气肿等。

第四部分
飞行员涉水逃生培训标准

培训基本内容

培训时间：3 天，24 学时（理论培训 4 学时、实操培训 19 学时、理论考核 1 学时）。

有效期：2 年。

上课时间：上午 8:30～12:00；下午 2:30～18:00。

开班人数：30 人/班。

学员报名条件：持有效健康证和身份证。

住宿：执行培训中心学员公寓标准。

茶歇标准：2 次/天，共 6 次。

伙食标准：参照国家运动员标准。

保险：每名学员 50 万元人身意外保险。

1. 培训场地条件及标准

①培训理论教室、实操场地，住宿、生活统一在培训基地内，培训基地不小于 3 万平方米，基地 24 小时保安值班，实行军事化管理。

②水上训练室 1 间；

水上训练室面积大于：16 米（宽）×25 米（长）=400（平方米）。

水面面积大于：9 米（宽）×13 米（长）=117（平方米）。

水深大于：3.8 米。

水池水质：执行国家体育总局和国家卫生健康委员会相关标准。

水池水温：执行国家体育总局和国家卫生健康委员会相关标准。

淋浴间能同时容纳 30 人以上。

③50 人以上教室一间，其他教室若干。

④ 教师休息室 1 间，不小于 30 平方米。

⑤ 学员休息活动室 1 间，不小于 50 平方米。

⑥ 直升机训练场地不小于 1000 平方米。

⑦ 充气室 1 间，面积不小于 50 平方米。

⑧ 洗衣房 1 间，面积不小于 30 平方米。

⑨ 消毒间 1 间，面积不小于 30 平方米。

⑩ 干燥房 1 间，面积不小于 30 平方米。

⑪ 器材库房若干。

⑫ 培训基地内招待所套间 40 间，床位 80 个。

⑬ 餐厅可同时供 100 人以上用餐。

⑭ 卫生所 1 间，不小于 30 平方米。

⑮ 露天围闭式晾衣场 1 个，不小于 100 平方米。

2. 设备标准

① 直升机水下逃生训练器材 1 套。

② 直升机 1 架。

③ 直升机救援绞车设备 1 套。

④ 值班应急车 1 台。

⑤ 呼吸器空气压缩机 1 台，空气标准执行国家相关标准。

⑥ 潜水器 4 套。

⑦ 水下视频监控 1 套。

⑧ 应急发电机 1 台。

⑨ 除颤仪 1 台。

3. 耗材标准

① 微型水下呼吸器 100 套，咬嘴 100 个。

② 微型呼吸器充气机 1 台。

③ 手动充气泵 5 个。

④ 高压空气瓶 4 套。

⑤ 潜水呼吸管 50 套。

⑥ 连体工衣 50 套。

⑦ 工作救生衣 50 件。

⑧ 飞行员救生衣 30 件。

⑨ 航空救生衣 50 件。

⑩ 航空救生衣一次性充气瓶 300 个。

⑪ 气胀救生筏 3 个。

⑫ 直升机应急门 2 套。

⑬ 直升机应急门保险丝若干。

⑭ 潜水面镜 10 个。

⑮ 游泳镜 50 副。

⑯ 水下手电筒 8 支,电池 20 个。

⑰ 直升机安全带 10 套。

⑱ 水下应急门 2 套。

⑲ 水下安全帽 20 顶。

⑳ 游泳帽若干。

㉑ 游泳裤若干。

㉒ 防滑脚套若干。

㉓ 水下担架 1 副。

㉔ 铲式担架 1 副。

㉕ 消毒剂若干。

㉖ 消毒桶 4 个。

㉗ 急救箱 4 个。

㉘ 工具箱 2 个。

㉙ 飞行员战斗服(全身着装)30 套。

4. 人员资质标准

教师需持有 CMAS 一星级潜水教练员证、助教人员持 CMAS 一星级以上潜水员证,或其他组织同级别的潜水证书。

教师具有 5 年以上水下机舱逃生教学经验。

教师及助教人员持救生员证书。

所有教学及工作人员持急救员证书。

工作人员持吊车及移动式压力容器操作证书。

餐厅及招待所工作人员持相应的执业证书，急救员证书。

最少配备执业营养师1名。

值班医生1名。

值班司机持急救员证书。

5. 实操安全条件标准

①5公里内有二甲医院（南油医院）。

②10公里内有潜水病减压舱（南部战区海军第一医院、国家体育总局湛江潜水运动学校）。

③应急车辆1台。

④所有教学人员持有急救员证书。

⑤所有教学人员持有救生员证书。

⑥教学场所配有急救箱、铲式担架。

⑦实操教学配有值班医生。

⑧应急发电机1台。

6. 管理体系文件

①QHSE-00-01 质量管理办法。

②QHSE-00-02 设备设施完整性管理办法。

　QHSE-00-02-01 设备购置、验收、台账管理细则。

　QHSE-00-02-02 设备运行与维护管理细则。

　QHSE-00-02-03 设备报废及处置管理细则。

③QHSE-00-03 职业健康管理办法。

　QHSE-00-03-01 职业病危害防治管理细则。

④QHSE-00-04 重大风险作业管理办法。

　QHSE-00-04-01 重大风险作业分级清单。

⑤QHSE-00-05 工作许可管理办法。

　QHSE-00-05-02 电气安全管理细则。

　QHSE-00-05-03 高处作业安全管理细则。

　QHSE-00-05-05 吊装作业安全管理细则。

⑥QHSE-00-06 环境保护管理办法。

　　QHSE-00-06-01 废弃物管理细则。

⑦QHSE-00-07 不符合、纠正与预防措施管理办法。

　　QHSE-00-07-01 隐患排查管理细则。

⑧QHSE-00-08 QHSE 教育与培训管理办法。

⑨QHSE-00-09 安全运行管理办法。

　　QHSE-00-09-01 危险化学品安全管理细则。

　　QHSE-00-09-02 消防安全管理细则。

　　QHSE-00-09-03 仓库安全管理规定。

　　QHSE-00-09-04 劳动防护用品管理细则。

　　QHSE-00-09-05 特种作业人员管理细则。

⑩QHSE-00-10 承包商 QHSE 管理办法。

培训内容

1. 理论培训：4 学时

人员：教师 1 人，助理 1 人。

茶歇：供应 1 次。

场地：理论教室，休息间。

教学内容：

① 第一部分　飞行员涉水逃生。

② 第二部分　海上求生。

③ 第三部分　微型水下呼吸器。

2. 实操培训：19 学时

（1）抛放应急门：3 学时。

考核标准：学员熟练抛放应急门。

人员：教师 2 人，助教 2 人。

茶歇：供应 1 次。

场地：直升机训练场。

设备：直升机 1 架。

耗材：① 直升机驾驶舱应急门 2 套。

②应急门安装工具 2 套。

③应急门保险丝及封铅若干。

教学内容：

① 应急门抛放原理。

② 应急门抛放技巧。

（2）理论考核：1 学时。

场地：理论教室。

教师：1 人。

（3）海上求生：4 学时。

考核标准：完成所有实操动作。

茶歇：供应 1 次。

人员：教师 2 人，助教 2 人，应急医生 1 人。

茶歇：供应 1 次。

场地：水上训练室。

设备：① 直升机救援绞车 1 套。

②应急车 1 辆。

耗材：① 救生筏 1 个。

② 标准救生衣 40 件。

③ 连体工衣 40 件。

教学内容：

① 个人保暖动作。

② 集体保暖动作。

③ 暴风雨体验。

④ 反蛙泳。

⑤ 人龙泳。

⑥ 救生筏扶正。

⑦ 登筏。

⑧ 救助落水者。

⑨ 筏上行动。

⑩ 直升机救援。

（4）微型水下呼吸器：4 学时。

考核标准：徒手潜水至 4 米深水底，取得呼吸器，进行水下呼吸，拿起重物，潜水至 10 米外，浮出水面，交出重物。

人员：教师 2 人，助教 2 人，充气员 2 人，应急医生 1 人。

茶歇：供应 1 次。

场地：水上训练室。

设备：① 压缩空气系统 1 套。

② 应急车 1 辆。

耗材：① 微型水下呼吸器 100 套，咬嘴 100 个。

② 微型呼吸器充气机 1 套。

③ 手动充气泵 5 个。

④ 高压空气瓶 4 套。

⑤ 潜水呼吸管 50 套。

教学内容：

① 屏气：水下屏气 60 秒。

② 呼吸管潜泳：潜泳 20 米。

③ 徒手深潜：自由下沉至 4 米深，取到物件，浮出水面。

④ 呼吸器潜水：在水面正常使用呼吸器呼吸后潜入水中、用呼吸器潜泳、用呼吸器深潜 4 米。

⑤ 在水中取呼吸器，然后在水下呼吸。

⑥ 徒手潜水至 4 米深水池底，取得呼吸器，进行水下呼吸，拿起重物，潜水至 10 米外，浮出水面，交出重物。

⑦ 微型呼吸器手动充气。

（5）直升机水下逃生：4 学时。

考核标准：完成所有实操动作。

人员：教师 2 人，助教 2 人，助理 2 人，充气人员 2 人，应急医生 1 人。

茶歇：供应 1 次。

场地：水上训练室。

设备：① 直升机模拟器 1 套。

② 压缩空气机 1 套。

③ 应急车 1 辆。

耗材：① 呼吸器 100 个。

② 不透光游泳镜 40 个。

③ 航空救生衣 40 件。

④ 航空救生衣一次性充气瓶 80 个。

⑤ 连体工衣 40 件。

⑥ 水下电筒 4 支。

⑦ 电池 10 个。

⑧ 水下安全帽 10 顶。

⑨ 直升机安全带 10 套。

⑩ 高压空气瓶 4 套。

⑪ 手动充气泵 5 个。

⑫ 微型呼吸器充气机 1 台。

教学内容：

① 无呼吸器逃生。

② 有呼吸器逃生。

③ 夜晚有呼吸器逃生。

④ 快速迫降有呼吸器逃生。

⑤ 异门有呼吸器逃生。

⑥ 航空救生衣水下充气。

（6）飞行员解救水下受困乘客：3 学时。

考核标准：完成所有实操动作。

人员：教师 2 人，助教 4 人，助理 2 人，充气人员 2 人，应急医生 1 人。

茶歇：供应 1 次。

场地：水上训练室。

设备：① 直升机模拟器 1 套。

②　压缩空气机 1 套。

③　应急车 1 辆。

耗材：① 呼吸器 100 个。

②　不透光游泳镜 40 个。

③　航空救生衣 40 件。

④　航空救生衣一次性充气瓶 80 个。

⑤　连体工衣 40 件。

⑥　水下电筒 4 支。

⑦　电池 10 个。

⑧　水下安全帽 10 顶。

⑨　直升机安全带 10 套。

⑩　高压空气瓶 4 套。

⑪　手动充气泵 5 个。

⑫　微型呼吸器充气机 1 台。

教学内容：

① 飞行员解救受困于机舱内的乘员。

　　A. 乘客受困机舱内，应急门没有打开。

　　B. 乘客安全带没有打开，应急门没有打开。

② 飞行员潜入水中，打开应急门，解救受困于机舱内的乘员。

（7）坠机翻覆水下逃生：1 学时。

考核标准：完成实操动作。

人员：教师 2 人，助教 4 人，助理 2 人，应急医生 1 人。

场地：水上训练室。

设备：① 直升机模拟器 1 套。

②　应急车 1 辆。

耗材：飞行员战斗服（全身着装）30 套。

教学内容：直升机坠海翻覆，飞行员驾驶舱逃生，救生衣充气。

后 记

飞行员遇险概率比普通乘员高，逃生难度更大。30多年来，我们仅对直升机的乘客进行水下逃生培训，一直没有专门针对飞行员的水下逃生培训。

感谢广东百行人力资源服务有限公司的支持与帮助，共同总结多年的飞行、应急及逃生经验，开创了专门针对飞行员水下逃生的《飞行员涉水逃生》训练科目，并编写了培训教材。希望通过培训，更好地保障飞行员的生命安全。

2021年6月于湛江

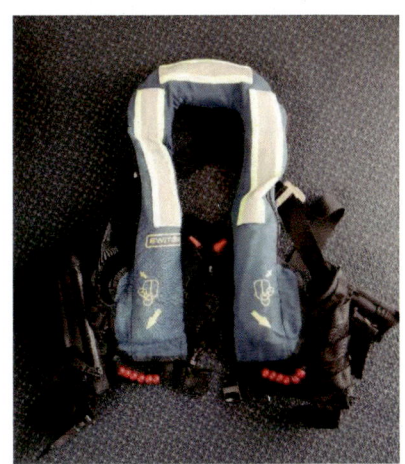
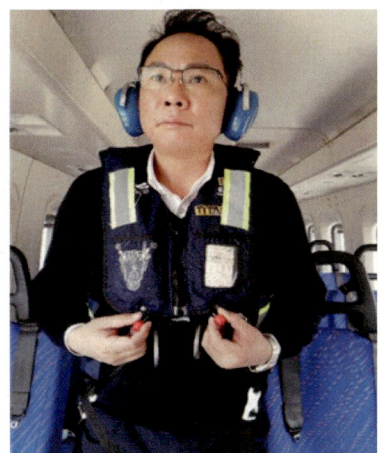
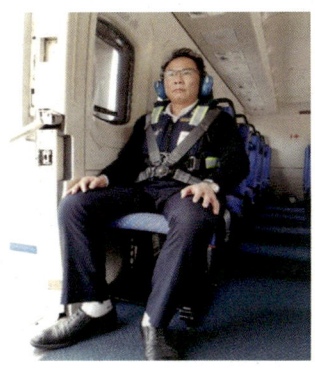
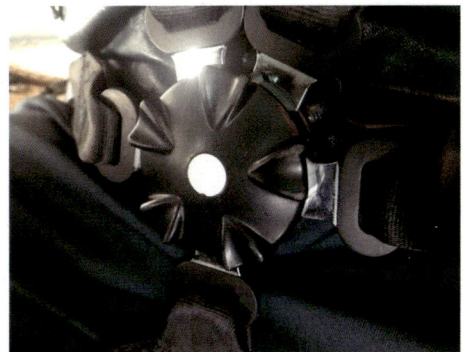
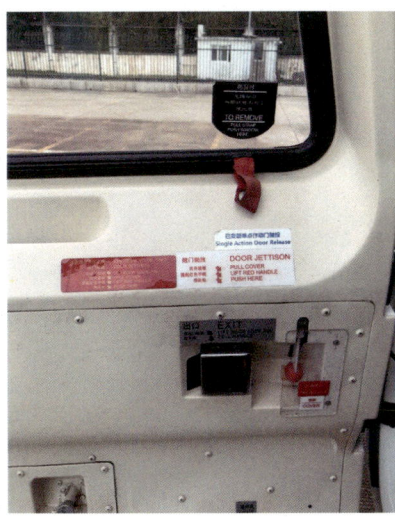
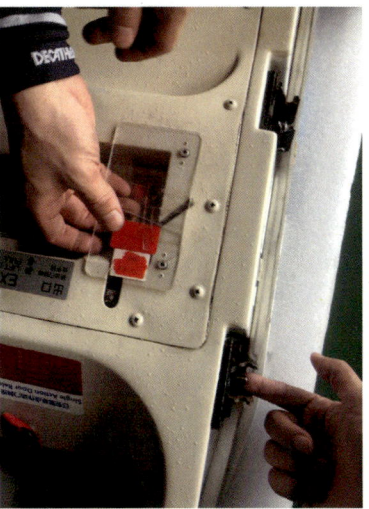

| 飞行员涉水逃生 |

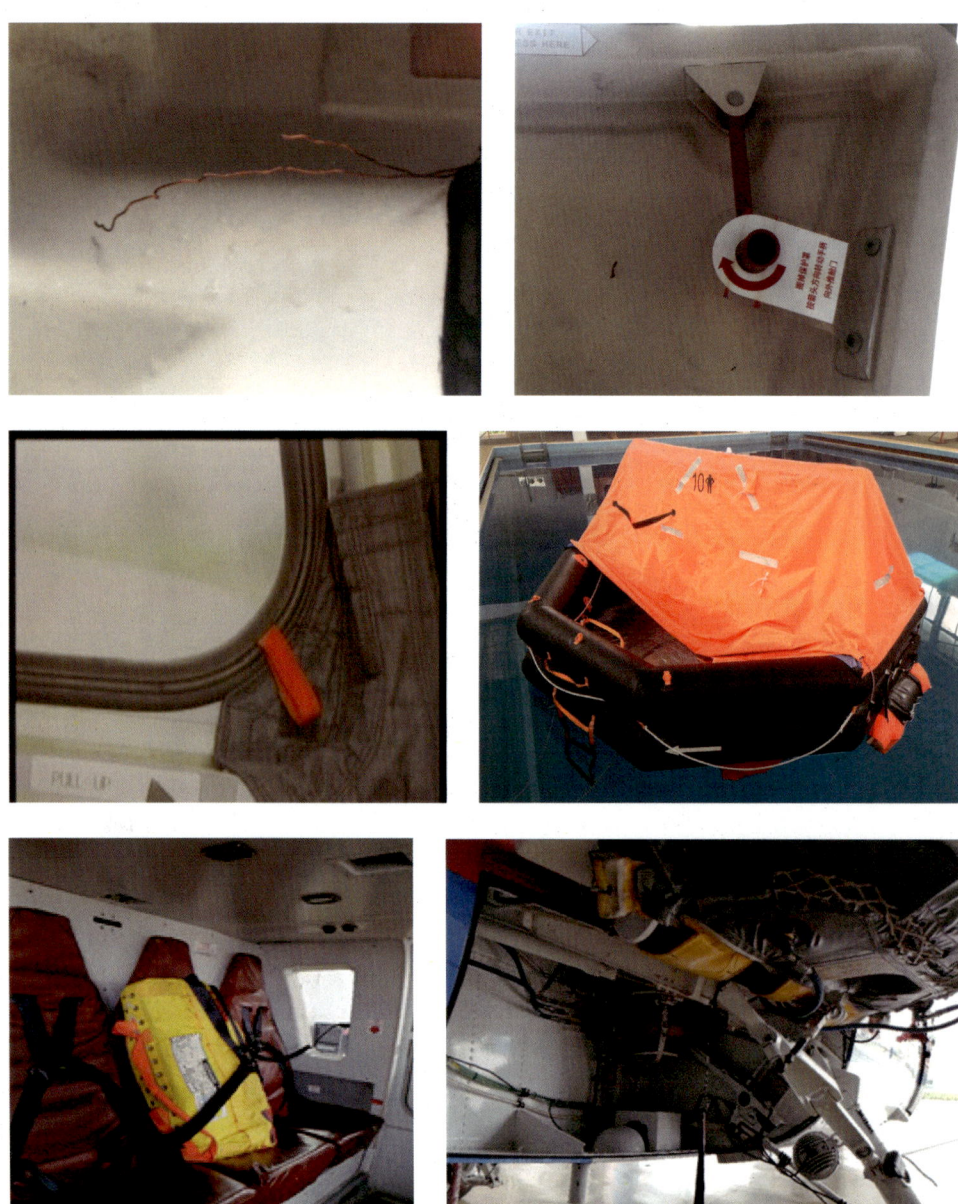

| 飞行员涉水逃生 |

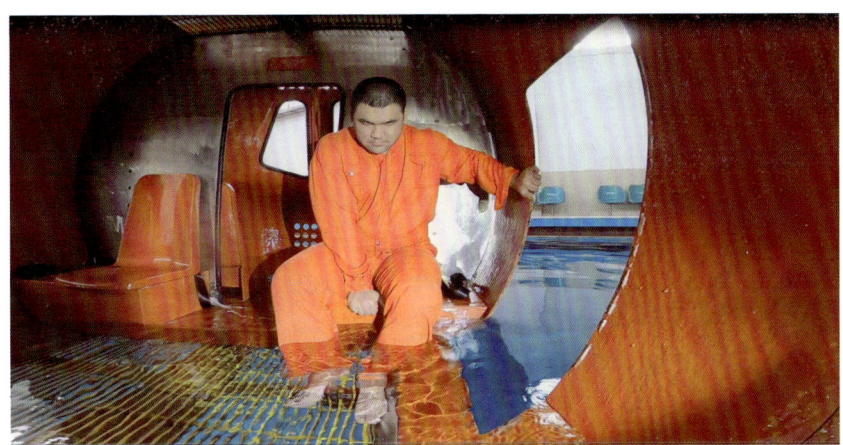

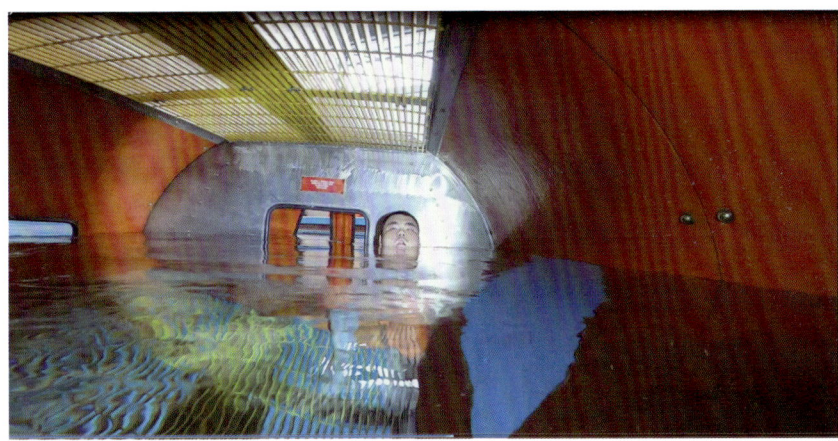

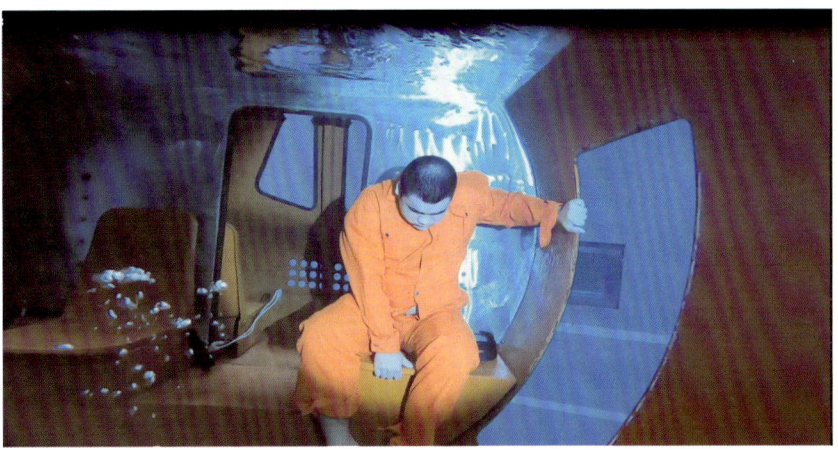

| 飞行员涉水逃生 |

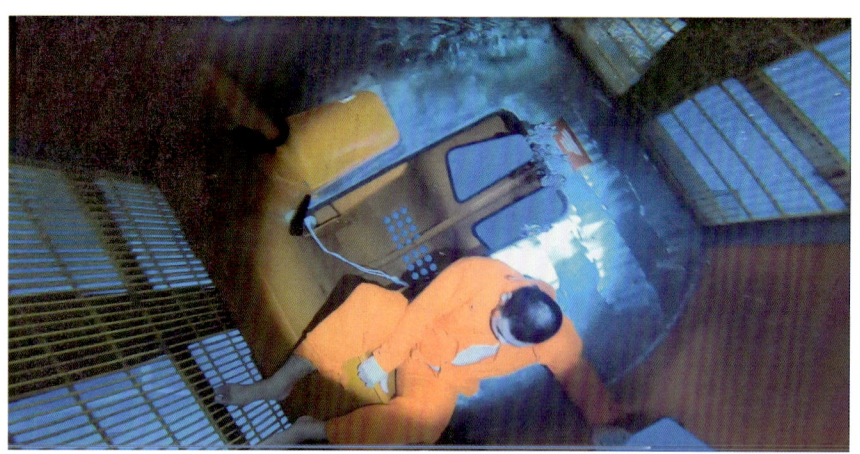

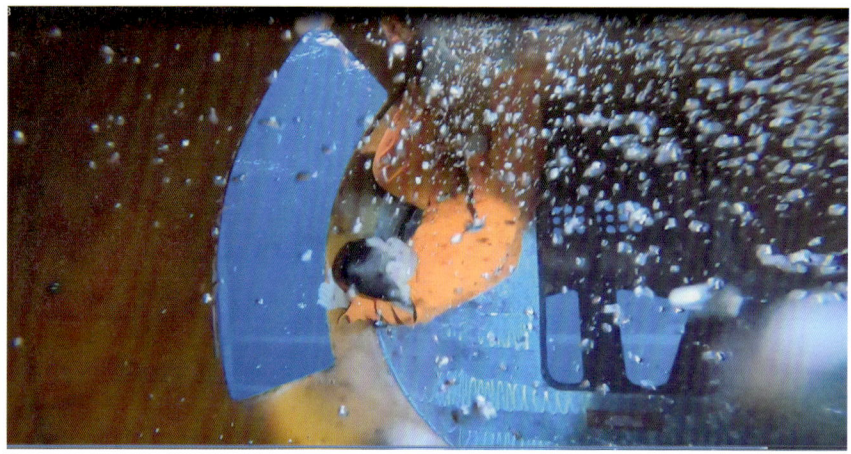

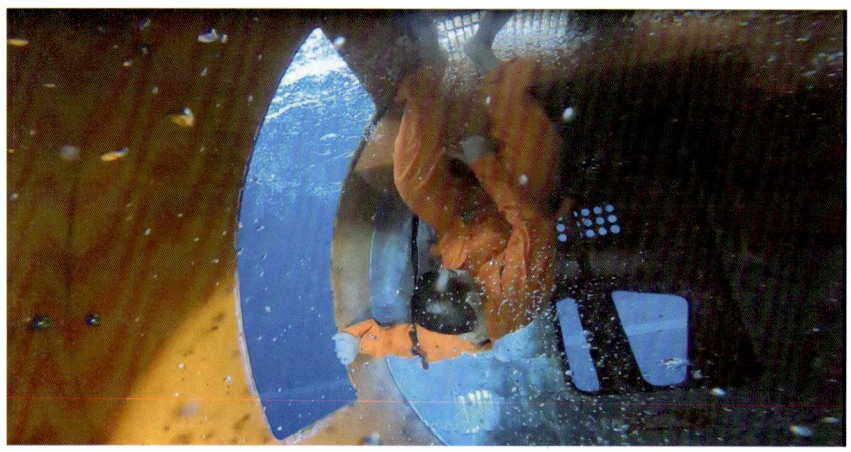

| 飞行员涉水逃生 |

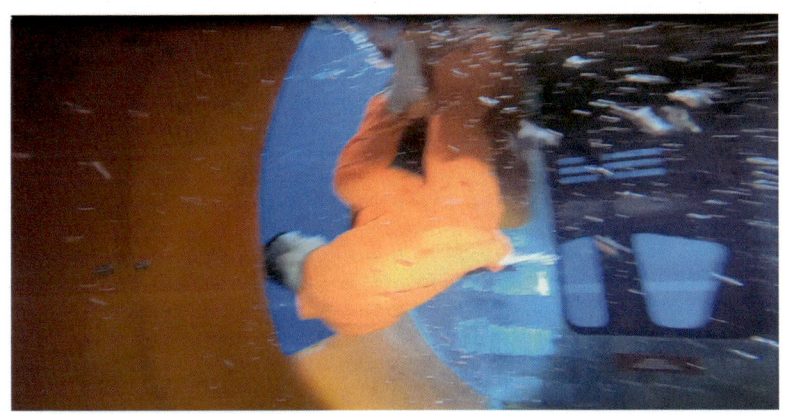

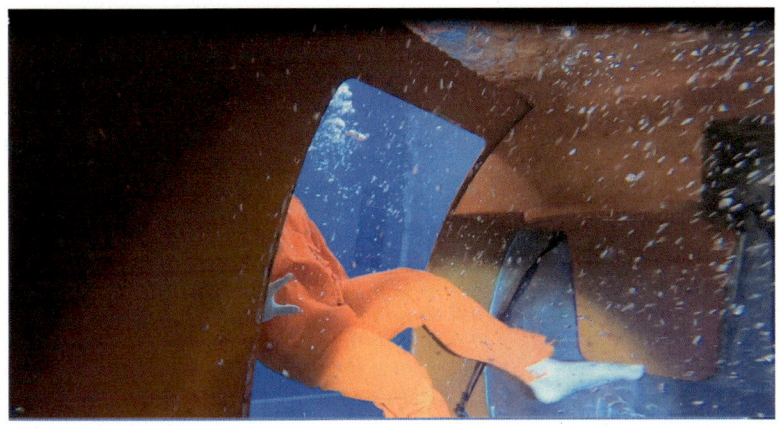

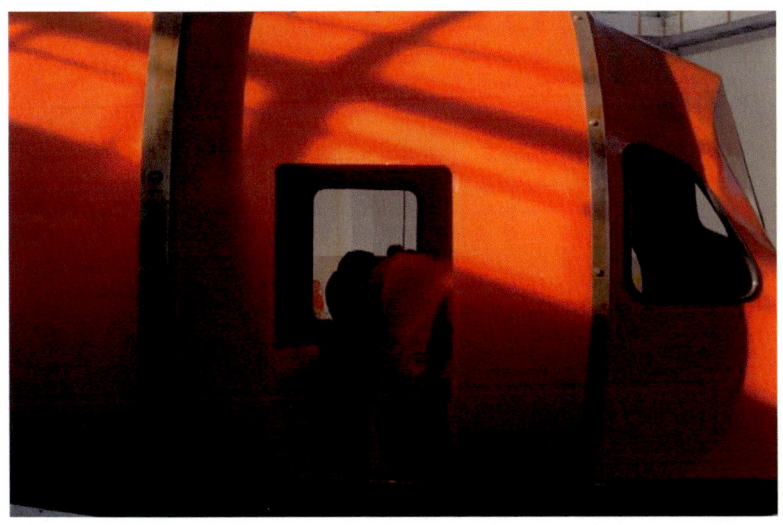

| 飞行员涉水逃生 |

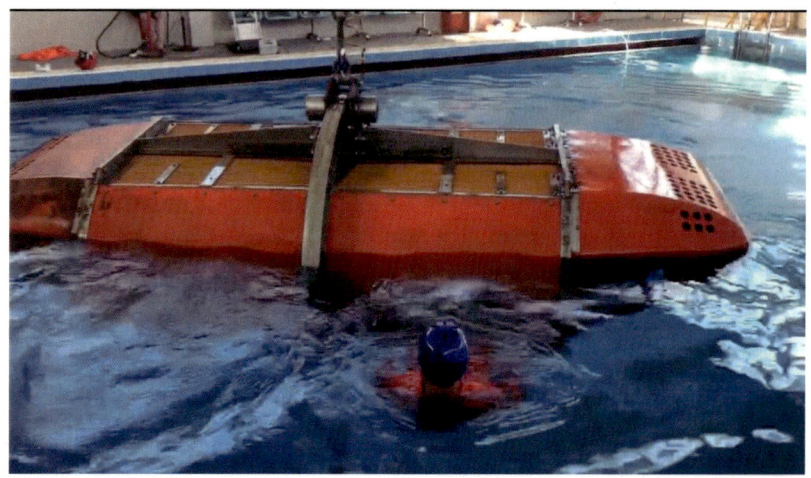

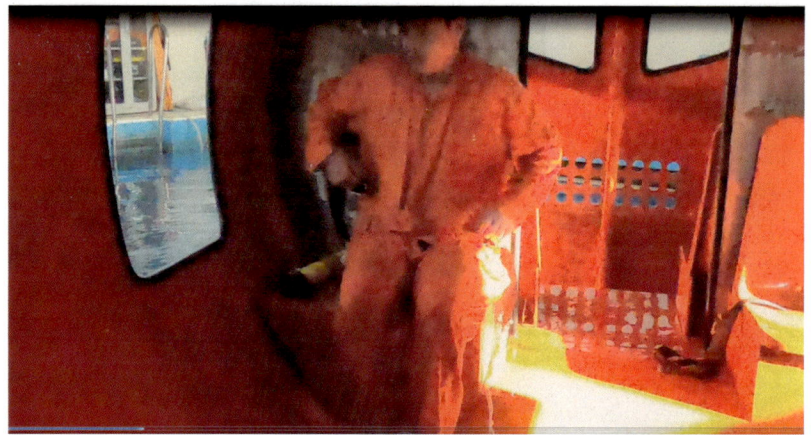

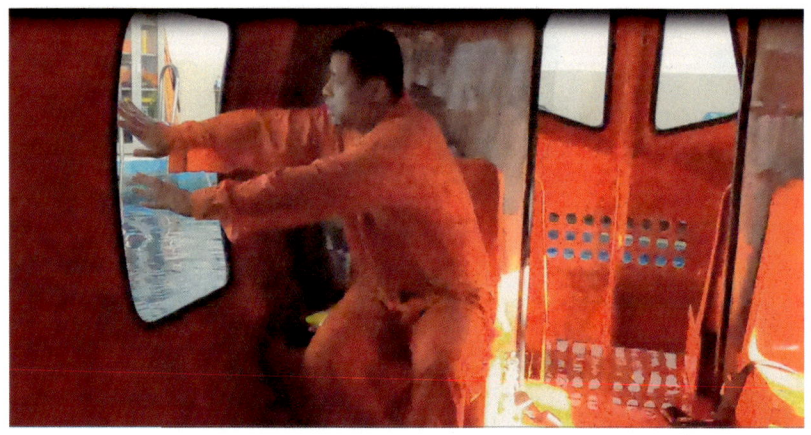

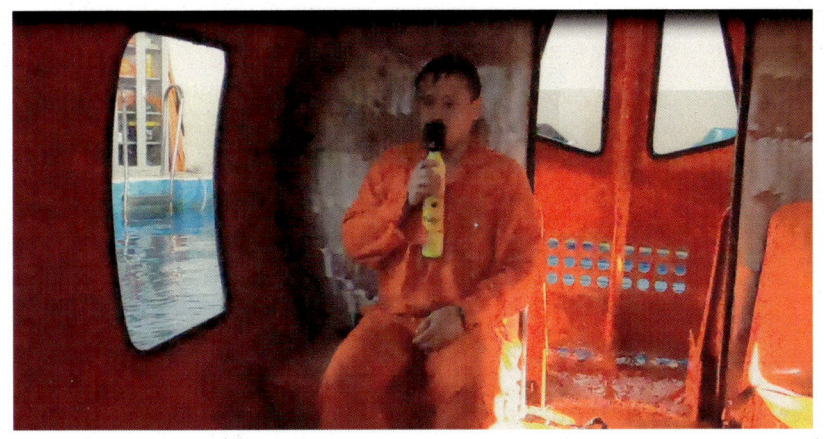
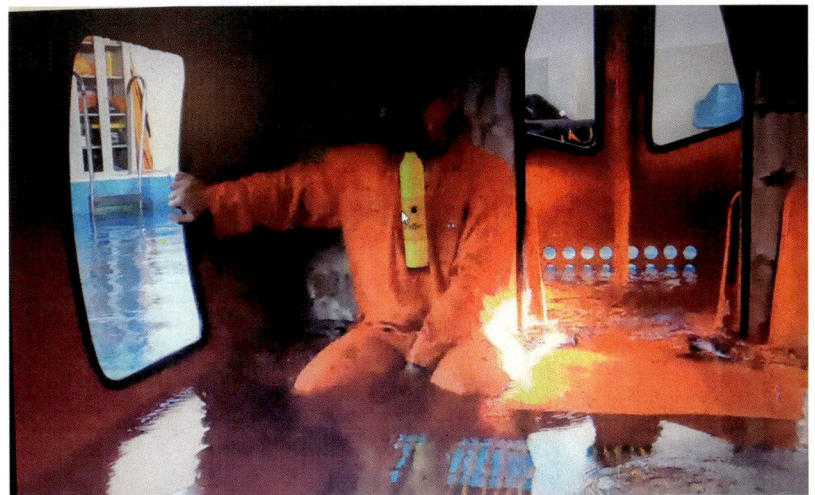
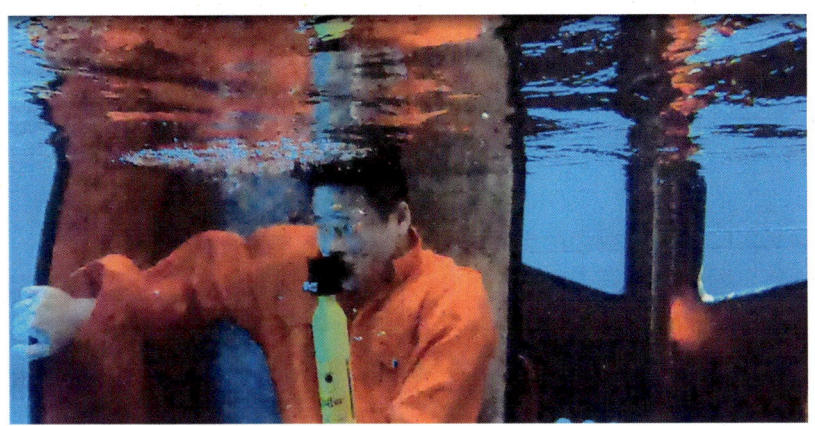

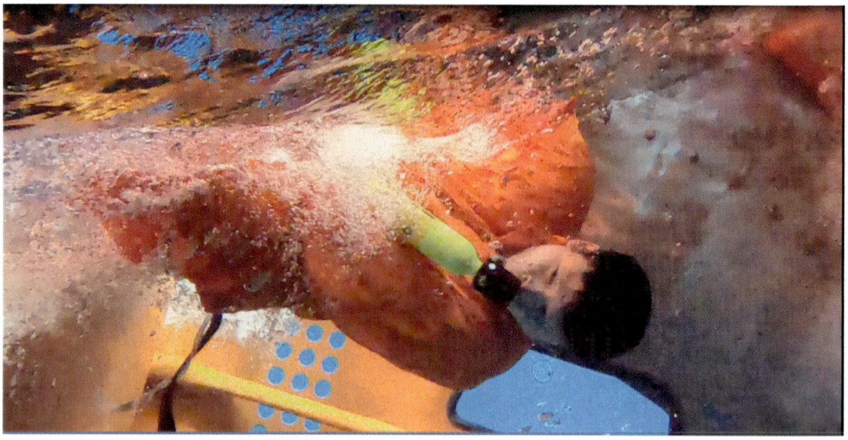

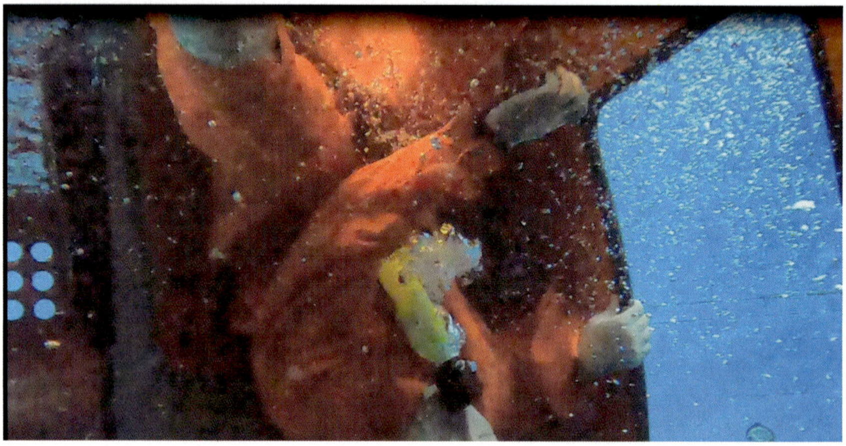

| 飞行员涉水逃生 |

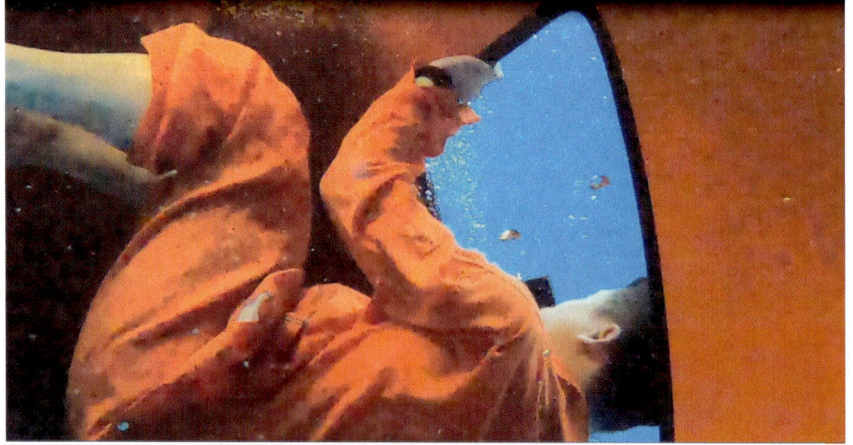

| 飞行员涉水逃生 |

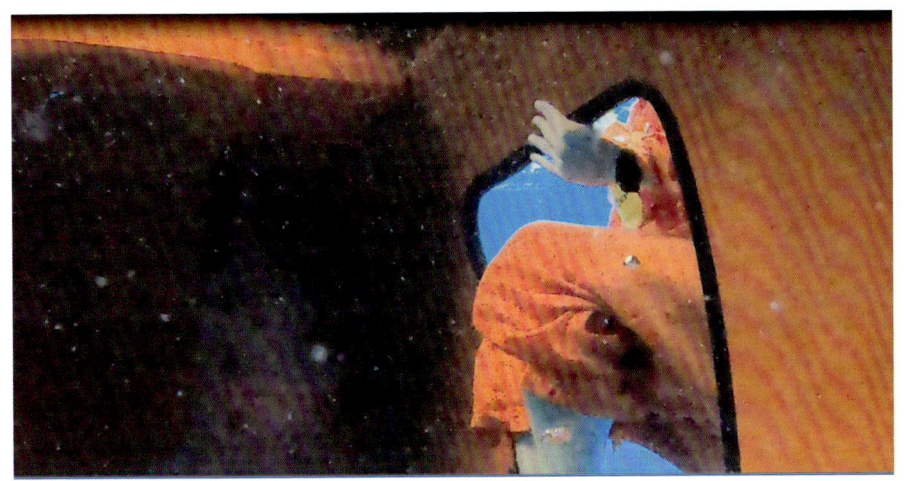

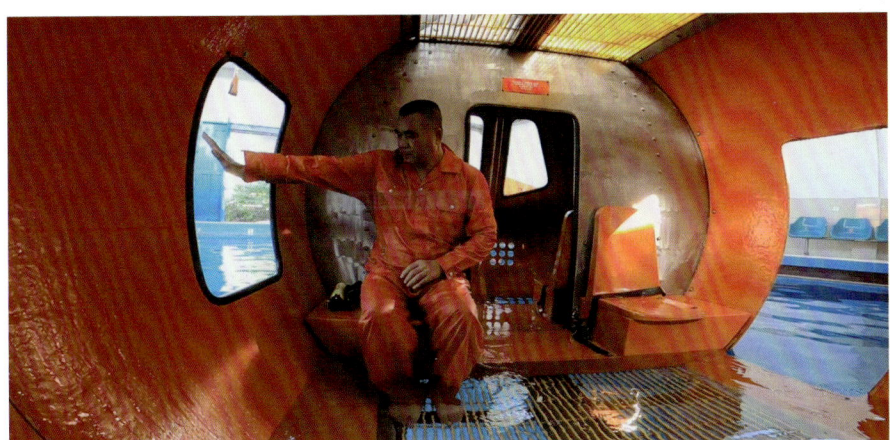

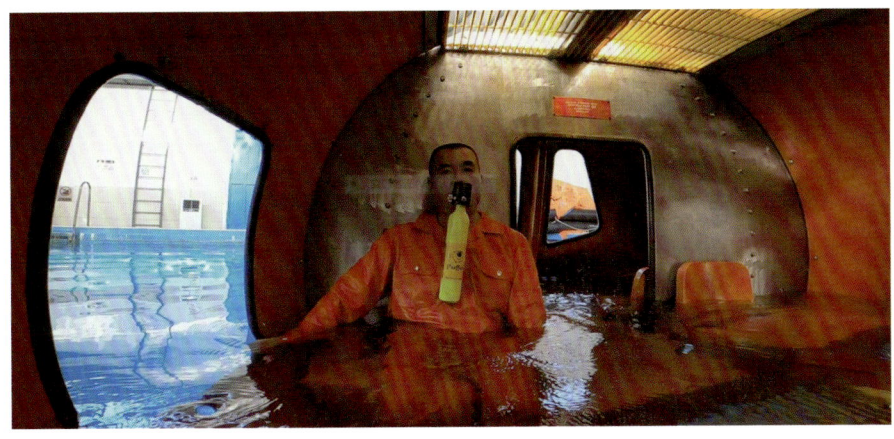

| 飞行员涉水逃生 |

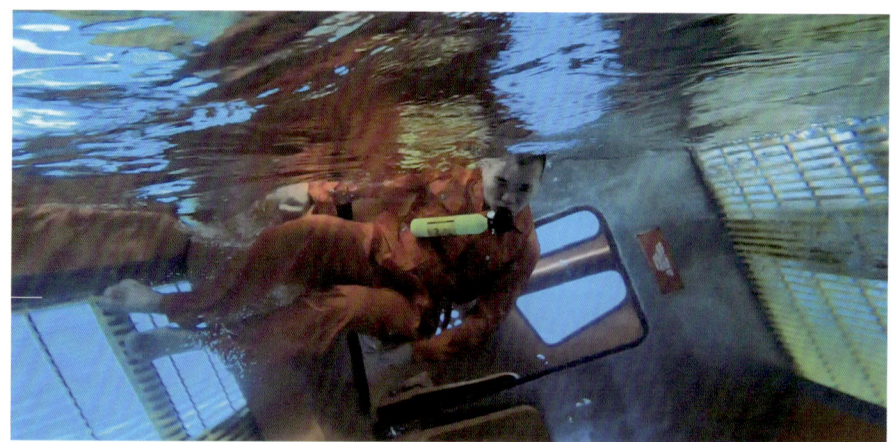

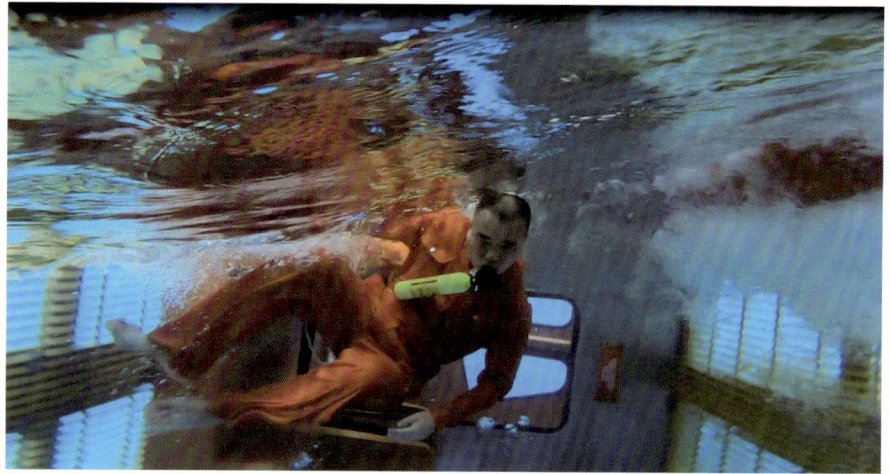

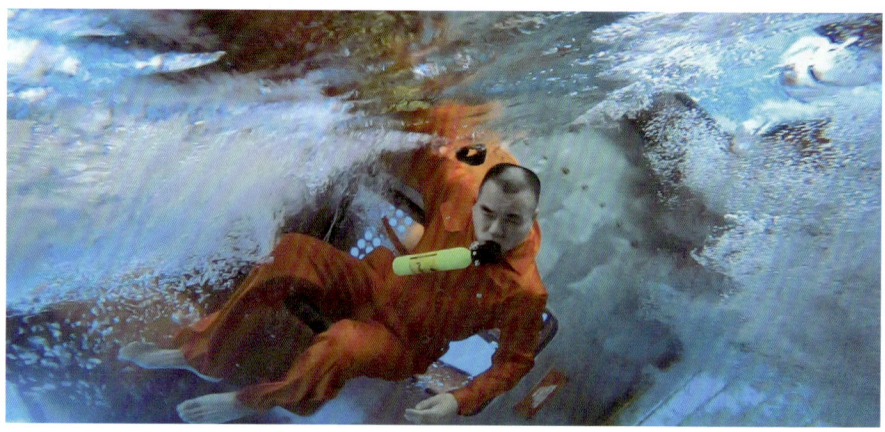

| 飞行员涉水逃生 |

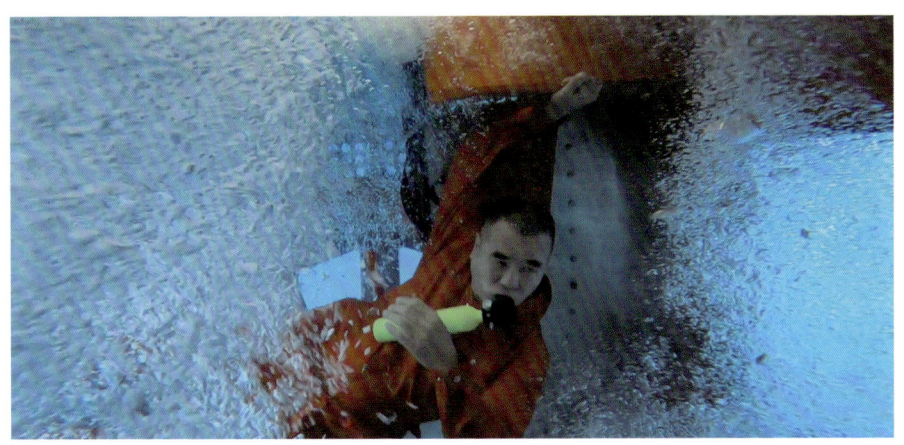

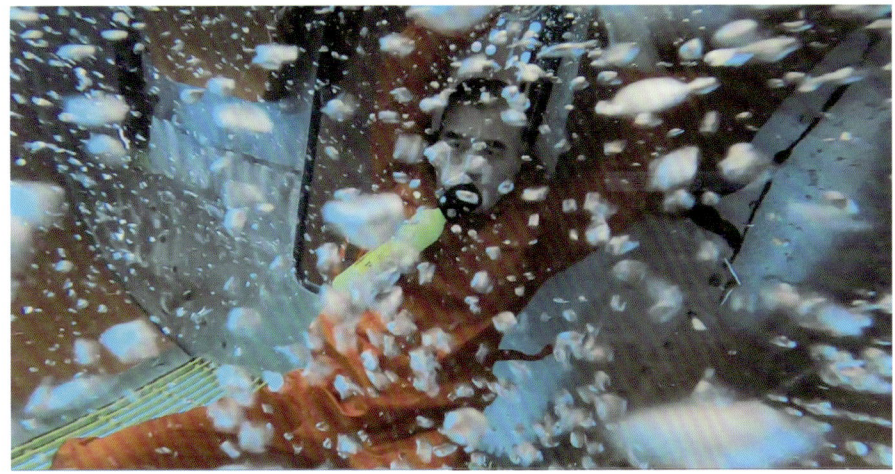

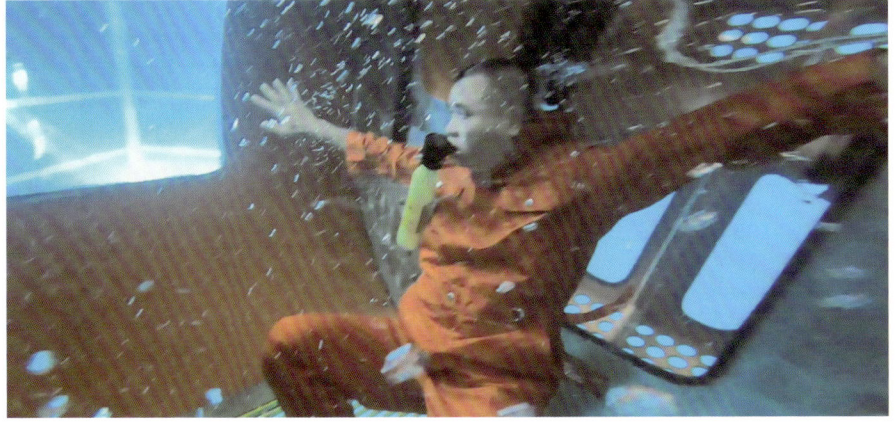

| 飞行员涉水逃生 |

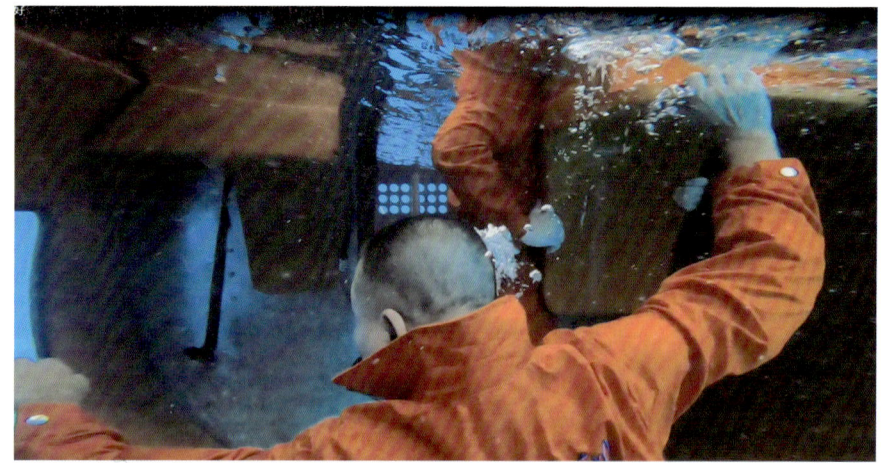

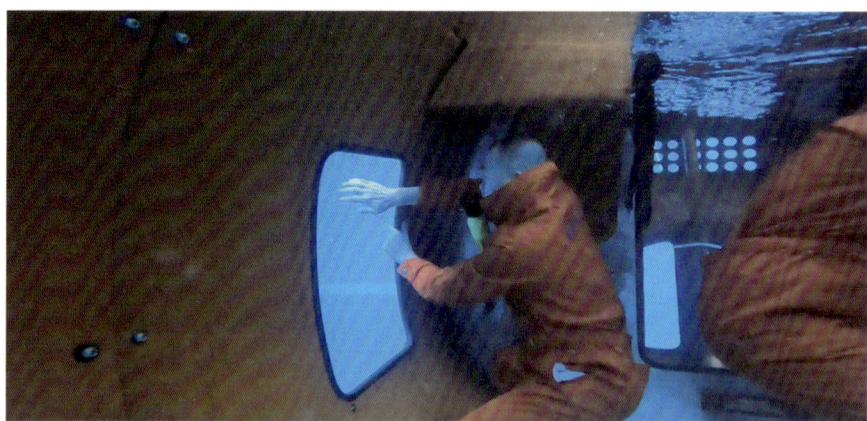

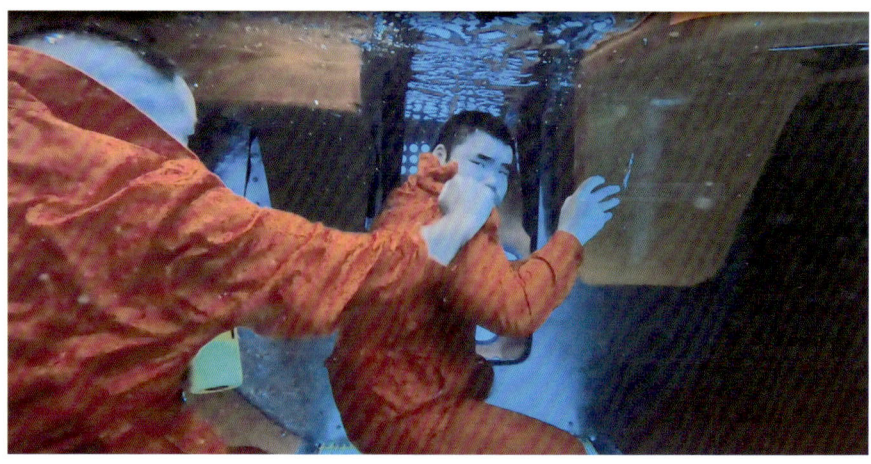

飞行员涉水逃生

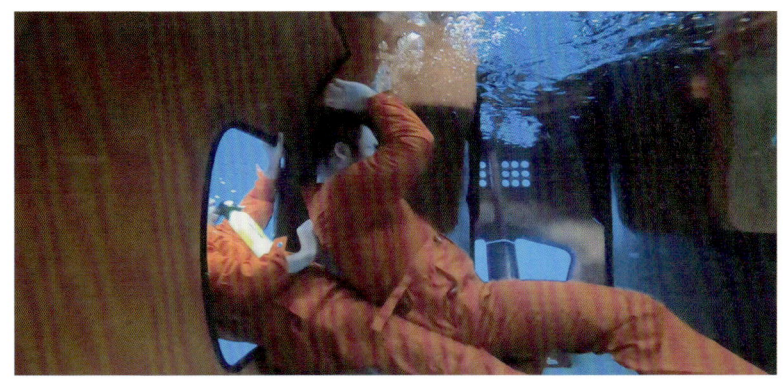

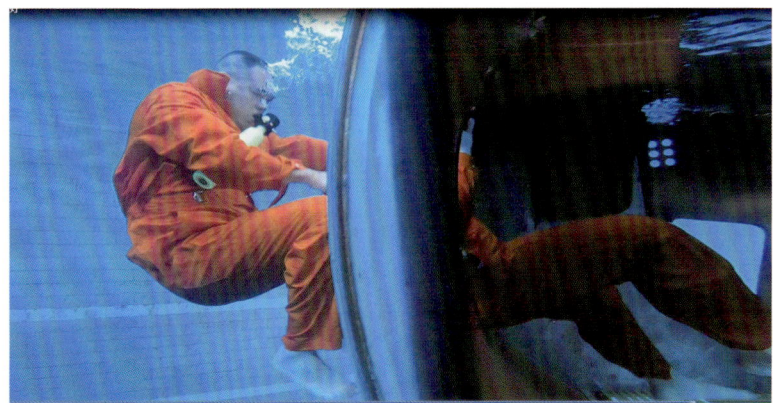

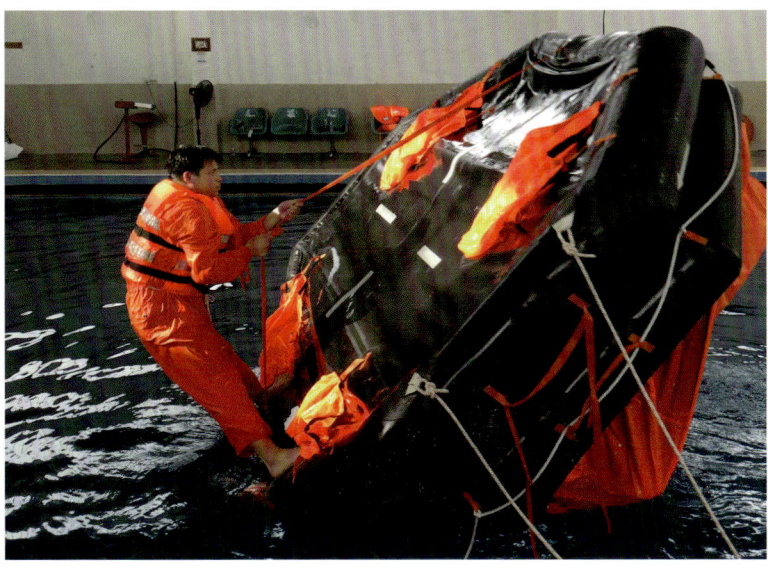

123

| 飞行员涉水逃生 |

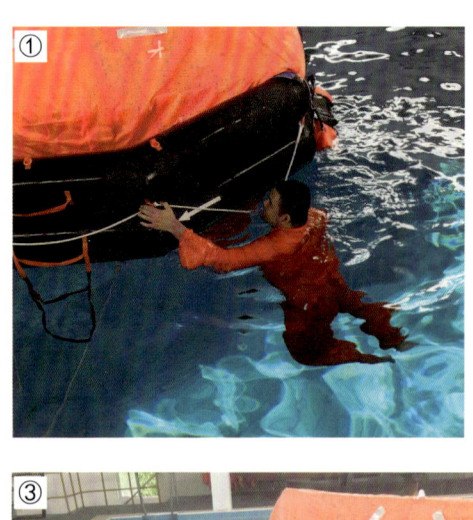
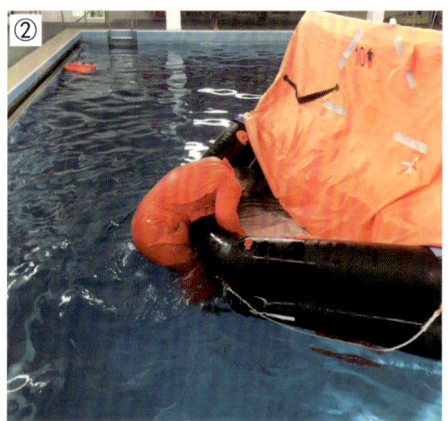
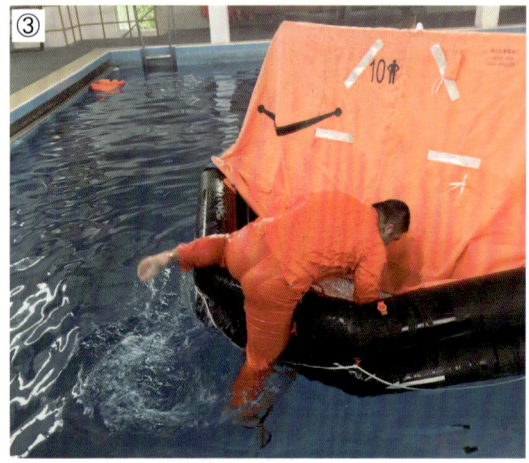
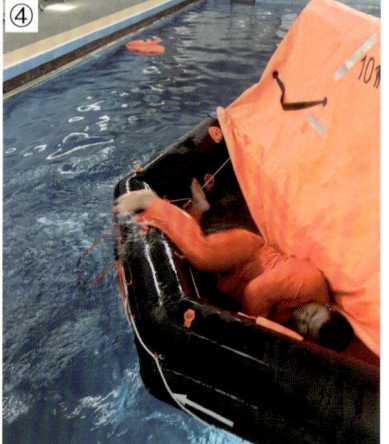
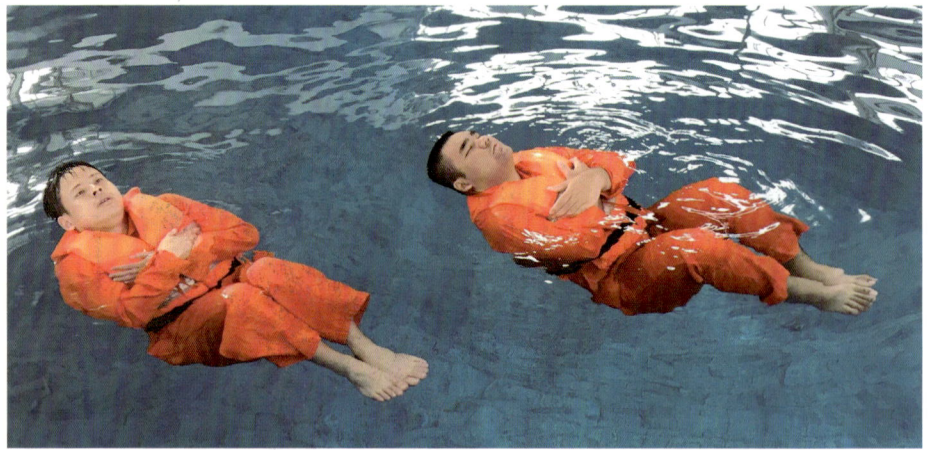

飞行员涉水逃生

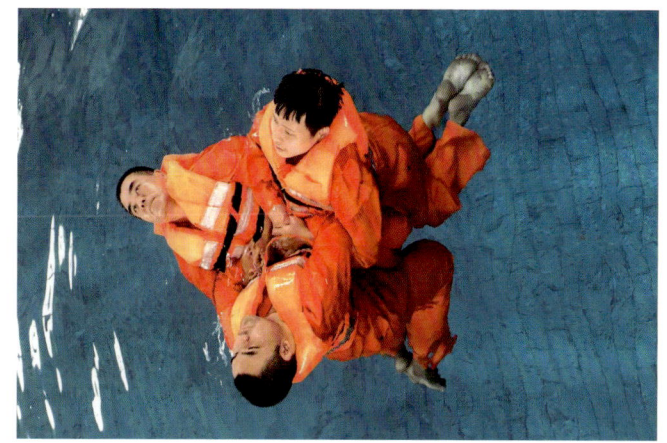

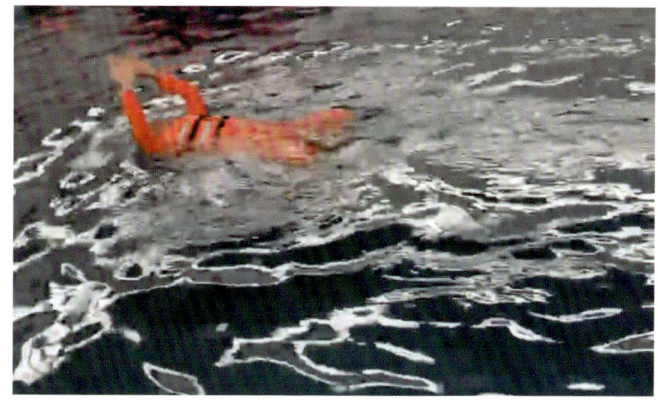

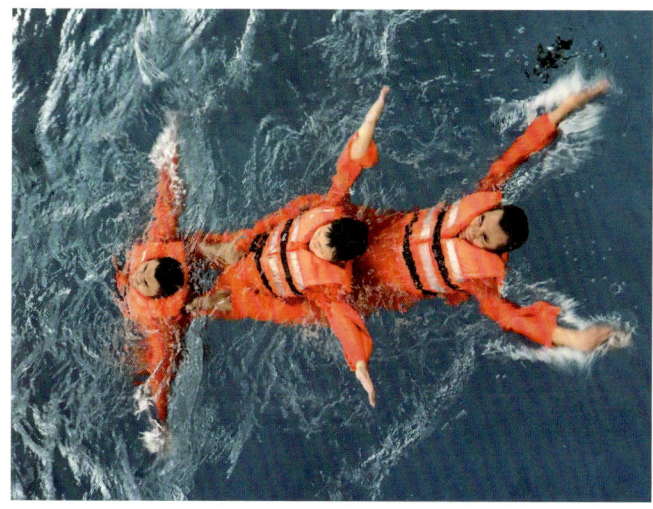

125

| 飞行员涉水逃生 |

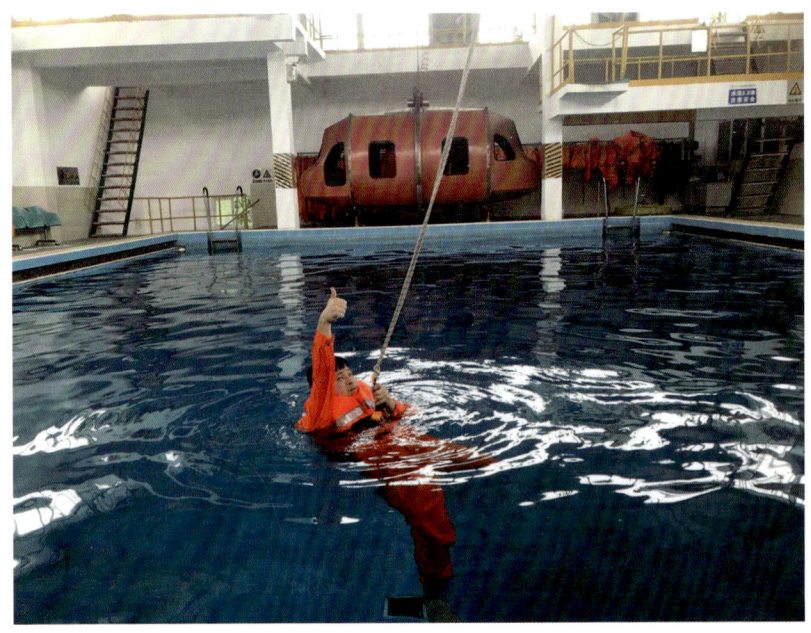

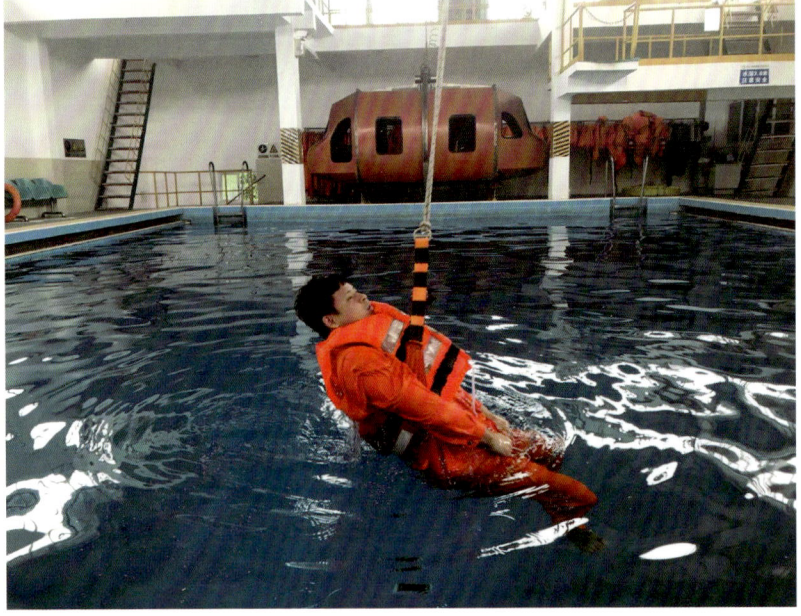